Guia de Sobrevivência do Careca

Tim Collins

Guia de Sobrevivência do Careca

Tudo o que o pouca-telha precisa saber
para enfrentar um cabeludo mundo cruel

MATRIX

Publicado sob licença da Michael O'Mara Books Limited

Título original em inglês:
The Baldies's Survival Guide

Direitos em língua portuguesa para o Brasil:
Matrix Editora - Tel. (11) 3873-2062
atendimento@matrixeditora.com.br
www.matrixeditora.com.br

Diretor editorial:
Paulo Tadeu

Capa:
Fernanda Guedes

Fotos:
Jupiter Images Corporation
Topfoto.co.uk
www.shutterstock.com
Rex Features

Diagramação:
Diogo Shiraiwa

Tradução:
Daniela P. B. Dias

Revisão:
Adriana Parra
Alexandre de Carvalho

Dados Internacionais de Catalogação na Publicação (CIP)
SINDICATO NACIONAL DOS EDITORES DE LIVROS, RJ.

Collins, Tim
Guia de sobrevivência do careca: tudo o que o pouca-telha precisa saber para enfrentar um cabeludo mundo cruel / Tim Collins; [tradução Daniela P. B. Dias]. - São Paulo: Matrix, 2008.

Tradução de: The baldies' survival guide

1. Calvície - Humor, sátira, etc. I. Título.

08-2285. CDD: 616.546
CDU: 616.594.

Sumário

Agradecimentos

Obrigado a Collette Collins, Chris Maynard, Lindsay Davies e a todo o pessoal da Michael O'Mara, e obrigado também aos pouca-telha que me cederam tantos depoimentos emocionantes sobre a sua luta no *front* da carequice.

Introdução

Já houve um tempo, milênios atrás, em que o ser humano era coberto de cabelos quase dos pés à cabeça. A abundância capilar podia mesmo ser útil num mundo em que as pessoas moravam em cavernas, tinham que viver da caça e da coleta e dar um jeito de se proteger dos ventos gelados e de ataques de feras esfomeadas. Mas, à medida que o ser humano foi evoluindo e essas necessidades se tornaram menos prementes, ele começou também a perder cabelos. Houve homens que evoluíram a tal ponto que perderam até os cabelos do alto da cabeça. Infelizmente, esse sinal claro de superioridade biológica despertou a ira dos seus companheiros menos evoluídos, que começaram a criar apelidos debochados como "aeroporto de mosquito", "pouca-telha" e "tobogã de piolho". As cabeças dos carecas começaram a ser comparadas a ovos cozidos e bolas de bilhar, e às vezes chegavam até a levar tapões de fãs mais exaltados do Benny Hill, imitando o seu conhecido ato de violência covarde.

Os homens evoluídos foram então ficando intimidados e passaram a se esconder debaixo de chapéus e perucas, e alguns, como se fossem verdadeiros engenheiros capilares, arrumaram um jeito de pentear os cabelos que ainda cresciam em alguma parte da cabeça por cima da careca – como se fosse possível aqueles fios esparsos e duros de gel fixador se passarem por madeixas naturais. Urina de ovelha, leite de morcego e teias de aranhas chegaram a ser vendidos como remédios milagrosos contra a calvície, e alguns cabeças-peladas até chegaram ao cúmulo de enfrentar a mesa de cirurgia na tentativa de recuperar os cachos perdidos.

Mas agora os tempos são outros. Talvez graças a astros do cinema como Bruce Willis ou Vin Diesel. Talvez por causa de ídolos do esporte como Andre Agassi e Michael Jordan. Ou talvez porque as pessoas enfim tenham decidido reconhecer que a calvície é o futuro evolutivo da humanidade. Qualquer que seja o motivo, o fato é que hoje em dia ser careca é *sexy*. A tal ponto, inclusive, que muitos sujeitos plenamente dotados de cabelos estão aderindo ao visual *zerado*.

Portanto, é chegado o momento de nós pararmos para refletir (ok, a maioria dos carecas já faz isso o tempo todo mesmo) seriamente sobre o mundo dos sem-cabelos. Nos capítulos a seguir você vai descobrir todas as dicas mais importantes para cuidar da sua careca e conviver bem com ela, além de saber mais sobre figuras brilhantes que deixam e que já deixaram a sua marca na história dos pouca-telha.

A hora é essa, meu amigo! Jogue fora esse boné, arranque a peruca e esqueça o tônico capilar – resgate o seu orgulho *calvístico* ferido e volte a brilhar.

Vai existir outro primeiro-ministro britânico careca?

Embora Blair, Major e Thatcher tenham visivelmente adquirido testas mais amplas no exercício dos seus mandatos, o último primeiro-ministro genuinamente calvo que subiu ao poder no Reino Unido foi Churchill. Depois dele, tanto a mídia quanto o eleitorado vêm demonstrando um preconceito considerável contra políticos carecas. O tablóide *The Sun* publicou uma manchete nitidamente *carecófoba* no dia das eleições gerais de 1992 – a primeira página mostrava uma montagem sobrepondo uma lâmpada à cabeça pelada de Neil Kinnock, com a provocação: "Se Kinnock vencer hoje, o último que sair do país, por favor, apague a luz". Mais recentemente, o Partido Conservador sofreu críticas por escalar uma série de lideranças que não davam conta de cobrir o centro de maneira convincente, como William Hague, Iain Duncan Smith e Michael Howard. Diante de um histórico desses, infelizmente não é muito provável que conservadores ou trabalhistas emplaquem uma oposição calva decente a algum candidato cabeludo num futuro próximo.

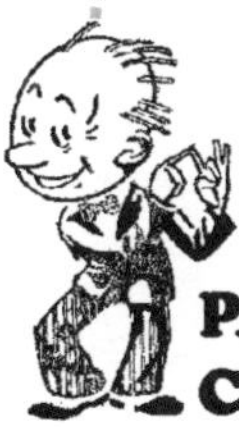

PARA FICAR CARECA DE SABER

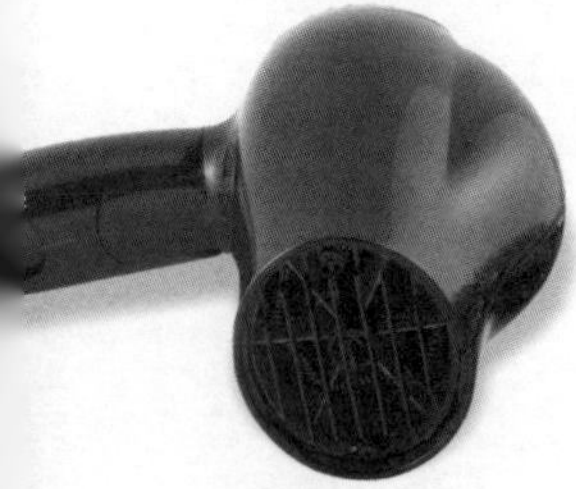

As Dez Maiores Vantagens de Ficar Careca

Todo mundo sabe como as coisas acontecem. O tufo de cabelo no ralo do banheiro começa a ficar cada vez maior, e você nota que por alguma razão misteriosa o vidro de xampu passou a durar mais. O alto da sua cabeça anda sentindo mais frio no inverno e mais calor no verão, e a cada dia que passa você leva mais tempo para terminar de lavar o rosto pela manhã.

Você diz para si mesmo que essas entradas sempre estiveram aí, e se convence de que o cabelo só está parecendo mais ralo porque você o está penteando para o lado errado. Mas a dura verdade é uma só, meu amigo: você está ficando careca. O topo da sua testa partiu numa jornada até os confins da nuca, e ele não vai voltar mais. Mas em vez de tentar (inutilmente) se descabelar por causa disso, por que não comemorar o fim dos seus dias de cabeludo? Afinal, não faltam vantagens na vida sem cabelos...

Você não precisa escolher um corte

Embora o assunto corte de cabelos pareça fascinante para a maioria das mulheres (a ponto de elas passarem horas debruçadas sobre revistas inteiras que tratam só disso), para os homens a escolha do corte costuma ser uma decisão estressante e inútil – quando enfim você descobre um estilo que o deixa mais à vontade, ele sai de moda e todos os adolescentes começam a rir da sua cara na rua. Estão aí os *mullets* que não me deixam mentir: num momento o corte desnivelado parecia a solução ideal para conseguir preservar a rebeldia cabeluda da juventude e exibir uma fachada respeitável para o mundo ao mesmo tempo; no instante seguinte, ele virou um sinal tão imperdoável de breguice que as pessoas começaram a espalhar fotos suas na internet.

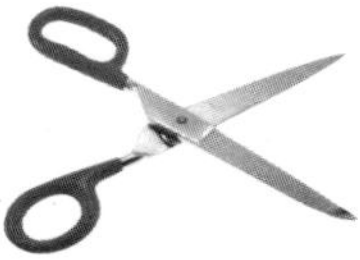

Você não precisa mais ir ao barbeiro

Outra vantagem de se livrar dos cortes de cabelo, obviamente, é se livrar da ida ao barbeiro. Para muitos caras, ir ao barbeiro é quase tão torturante quanto ter que ir ao dentista. Você senta na cadeira pedindo para o sujeito dar uma aparada de leve atrás e dos lados e sai do lugar com um corte "muderno" desestruturado, que te faz parecer um ex-integrante sem-noção de alguma dessas *boy bands*.

Você não vai precisar se preocupar com os cabelos brancos

Certamente um bom consolo é pensar que você não vai ter que desembolsar seu suado dinheirinho em frascos de Grecin 2000 nem se preocupar pensando se a sua cabeça grisalha faz você parecer mais velho. Agora que o visual máquina zero está na moda, você pode simplesmente exibir a sua careca pelada e ficar livre de qualquer estereótipo ligado à idade. E isso pode ser muito prático: você poderá se passar por mais novo quando conhecer uma mulher interessante e por mais velho na hora de pedir um aumento ao chefe.

Animais ficam carecas?
Embora em muitas espécies seja comum perder pêlos em decorrência de certas doenças, são poucos os animais que passam por um processo semelhante ao da calvície humana. Os cientistas descobriram que os orangotangos, chimpanzés e macacos carecas (como o próprio nome diz) podem sofrer perda de cabelos com a chegada da meia-idade, embora não tenham esclarecido se os seus companheiros de espécie também costumam apelidar os indivíduos atingidos pelo fenômeno de "serras peladas".

Além dos primatas sem cabelos, existe também uma raça de cães sem pêlos, os pelados mexicanos, e gatos que já nascem totalmente sem pelagem, como os Sphynx. Mas atenção: mesmo que você se sinta tentado a adotar um desses pouca-telha do mundo animal como um gesto de solidariedade, é melhor não levar essa idéia adiante (a menos que você queira ficar conhecido como o sósia do Dr. Evil).

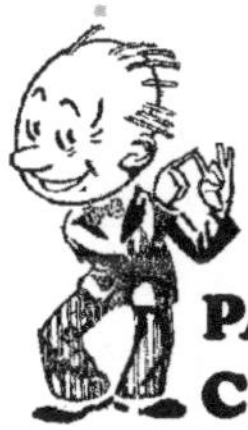

PARA FICAR CARECA DE SABER

Você é visto como alguém digno de confiança
Calvície costuma ser associada a confiabilidade, e até que isso faz um certo sentido. Se o sujeito é honesto o bastante para assumir as suas entradas pronunciadas sem recorrer a perucas, implantes ou táticas bizarras de penteados de camuflagem, sem dúvida ele será direto e honesto quando for lidar com outros assuntos também.

Você é visto com respeito
Graças à fama de carecas sábios como Yoda e o Mestre dos Magos, as pessoas associam ausência de cabelos a autoridade e conhecimento. Todo mundo se sente mais seguro com um chefe pouca-telha comandando as coisas, e sujeitos que ostentam aeroportos de mosquito na cabeça muitas

vezes são promovidos antes de colegas com cabelos de sobra. Assim, não fique surpreso se a sua carreira começar a decolar no mesmo ritmo em que a sua testa aumenta...

Você pode sair à noite despreocupado

Para começar, porque os carecas têm fama de durões – ninguém vai querer assaltar você nem ousar se meter a besta para o seu lado. Depois de muitas décadas convivendo com ***skinheads***, guarda-costas fortões e supervilões sem cabelos como o Lex Luthor, muita gente começou a ver a careca como um sinal de que é melhor manter distância.

E, em segundo lugar, porque o Código de Trânsito recomenda que os pedestres usem sempre algum material reflexivo para evitar acidentes à noite – e da maneira como qualquer luzinha se reflete na sua cabeça, você vai poder atravessar as ruas sem medo de passar despercebido para motorista nenhum.

Você fica livre de ter coisas nojentas nos cabelos

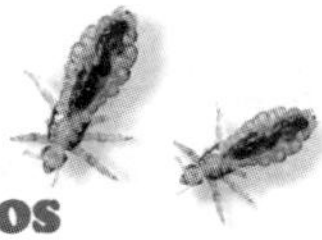

...tipo os piolhos, aquelas formiguinhas em miniatura que se alimentam do seu sangue e põem até sete ovos por dia quando estão instaladas na sua cabeça. Isso sem falar em chiclete grudado, cocô de passarinho, golfada de bebê e todas as outras pragas repugnantes que infernizam a vida dos cabeludos. E, claro, você não vai correr o risco de ficar com as madeixas em chamas quando for tomar o seu drinque flambado na balada, feito aqueles idiotas que acabam indo parar em vídeos que circulam na internet.

Você entra para a máfia dos carecas

Não se espante se o seu novo visual ajudar você a conquistar a simpatia instantânea dos seus companheiros de minoria. É capaz de o guarda de trânsito careca deixar você se safar da multa por excesso de velocidade, de o caixa pouca-telha do seu banco se mostrar misteriosamente mais solícito e de o mecânico bola 8 não tentar lhe aplicar nenhum golpe quando for consertar o seu carro.

Você ajuda o planeta

...deixando de gastar energia com o uso de secadores de cabelo, chapinhas e toucas térmicas, e de gerar lixo com as embalagens dos xampus e condicionadores. E os cientistas já suspeitam que talvez os calvos contribuam com o meio ambiente de uma maneira ainda mais importante. O derretimento das calotas polares, que deveriam refletir a luz do sol, é um problema ecológico grave, porque aumenta o aquecimento global – mas talvez, se houver um número suficientemente grande de humanos carecas, nós possamos refletir o sol com as nossas próprias cabeças.

Você ganha o tempo que gastava com o cabelo para fazer o que quiser

Carecas não precisam se pentear quando levantam da cama, nem ajeitar o penteado antes de buscar a namorada para sair, e muito menos precisam secar as madeixas quando são pegos de surpresa na rua por um temporal ou parar para se pentear depois de saírem ao vento. Com tanto tempo livre sobrando nas mãos, não é de admirar que muitos carecas acabem chegando tão longe!

> **Carequices**
>
> "Os cabelos são as antenas do corpo. Eles captam os sinais do Cosmos e os transmitem para dentro do cérebro. É por isso que sujeitos carecas são tão problemáticos."
>
> *Danny*, no filme *Os Desajustados*

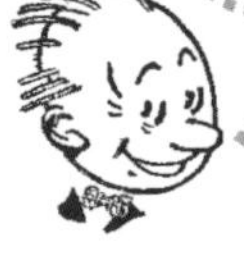

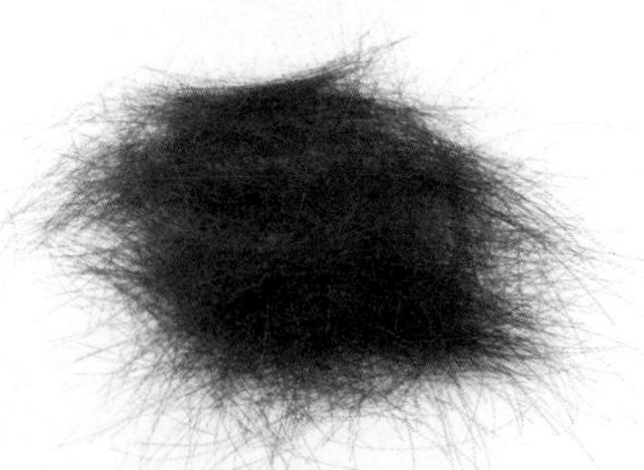

As Causas da Calvície

Ao longo dos séculos, já surgiram muitas teorias diferentes para tentar explicar as causas da falta de cabelos. Embora hoje em dia as explicações científicas sejam as mais comumente aceitas, ainda há muitos mitos a respeito do assunto circulando por aí. Vamos então tentar separar de vez o que é fato ou crendice, para esclarecer essa história de uma vez por todas.

A calvície é provocada por penteados muito esticados

É verdade que penteados que puxam demais os cabelos para trás podem levar à calvície. Diversos deles foram associados à queda de cabelos, incluindo os rabos-de-cavalo, trancinhas afro e até o famigerado "coque da plástica", no qual as mulheres enrolam e puxam tanto os cabelos que a pele do rosto acaba sendo esticada junto. Mas essa perda é chamada de alopecia por tração, que não tem nada a ver com a alopecia androgênica do careca clássico. Além do mais, não dá para ter muita pena de um sujeito que se enquadre nessa situação: se o jeito que você escolheu para arrumar seu cabelo foi amarrá-lo em um rabo-de-cavalo, fazer trancinhas afro ou usar um coque apertado, meu caro, a natureza tomou uma sábia decisão ao confiscá-lo de você.

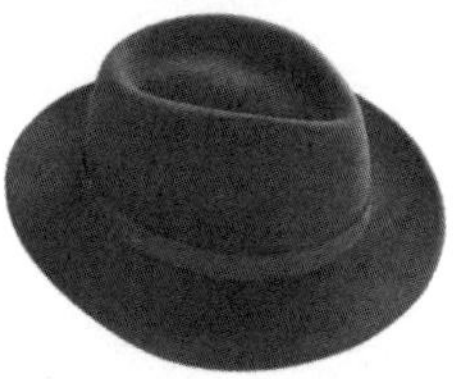

A calvície é provocada pelo uso de chapéu

É possível, sim, que a mesma alopecia por tração seja criada por um chapéu especialmente apertado que você não tire da cabeça nunca, mas isso não é lá muito provável. Mesmo assim, os chapéus foram estigmatizados como uma das grandes causa do aparecimento da calvície por muitos anos. Como nos casos de calvície geralmente o sujeito fica com algum cabelo cobrindo a parte de trás e as laterais da cabeça, talvez as pessoas tenham pensado que um chapéu com a copa mais justa pudesse impedir o crescimento dos fios na área coberta – parece fazer sentido, não? Houve um médico na Inglaterra eduardiana que chegou a arriscar o palpite de que a calvície ficaria menos comum se o uso do chapéu fosse abolido. Hoje se sabe que ele errou feio, porque o chapéu caiu em desuso no século XX e os carecas continuam entre nós.

Portanto, se alguém lhe disser que usar chapéu provoca calvície, você pode saber que isso é pura bobagem. Mas, pensando bem, talvez não seja tão ruim assim deixar esse mito perdurar por mais tempo – se ele impedir um único sujeito que seja de sair para a rua com um boné virado para trás ou de comprar um chapéu de bobo da corte da próxima vez em que for a um show de rock, a mentirinha já terá valido a pena.

A calvície é conseqüência do estresse

A idéia de que o estresse provoca calvície pode começar a parecer um círculo vicioso na mente dos cabeças-peladas: à medida que a sua testa

Meu cabelo vai demorar mais a ficar ralo se eu parar de usar xampu?

É possível, embora não muito provável, que a queda de cabelos seja provocada por uma reação alérgica a algum componente da fórmula do seu xampu. Infelizmente, mesmo que seja esse o caso, abandonar o xampu e deixar o cabelo "se limpar sozinho" não resolve o problema – você vai acabar ficando careca do mesmo jeito, só que exibindo um visual de mendigo ensebado enquanto os cabelos não terminarem de cair.

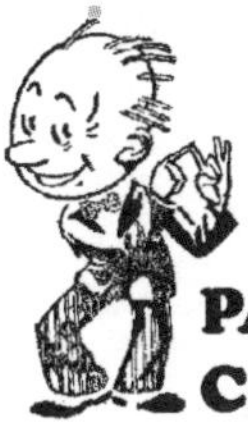

PARA FICAR CARECA DE SABER

fica mais comprida e o ralo do seu banheiro mais entupido de fios de cabelos, cresce a sua preocupação com o fato de estar ficando careca, o que acaba fazendo os cabelos caírem ainda mais. Mas não é nada disso. A perda de cabelos provocada pelo estresse se chama eflúvio telogênico, e não tem nada a ver com a calvície. Para começo de conversa, ela é desencadeada por traumas graves – e não é o choque de se olhar no espelho do banheiro e ver a testa maior que vai abalar as suas estruturas a esse ponto.

A calvície é provocada pela atividade mental

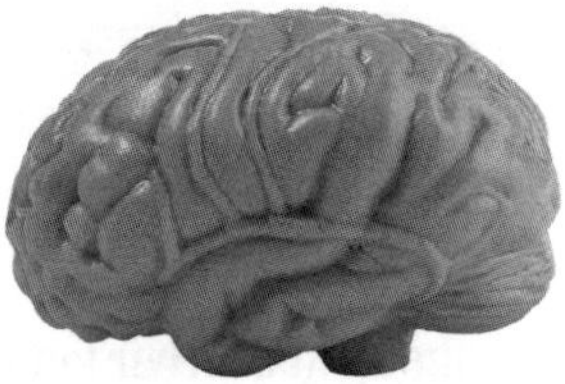

O fato de o cérebro estar localizado dentro do crânio levou algumas pessoas a concluírem que fazer a massa cinzenta funcionar demais pode levar os cabelos a caírem. Mas antes que você ligue a TV num seriado besta ou decida passar a ler só a seção de horóscopo do jornal, fique sabendo que não existe nenhuma comprovação científica da ligação entre o uso do cérebro e a calvície. Mesmo assim, eu desconfio que muitos cabeças-peladas por aí vão achar bem conveniente que esse mito em especial continue existindo.

A calvície é provocada pela barba

Alguém levantou a hipótese de que os homens que deixam a barba crescer talvez estejam usando toda a sua cota de cabelos no queixo e por isso sejam responsáveis pela própria calvície. Nunca houve comprovação científica de qualquer ligação entre as duas coisas em humanos (embora isso seja verdade em se tratando daquela barbearia de brinquedo que vem com um kit de massinhas de modelar).

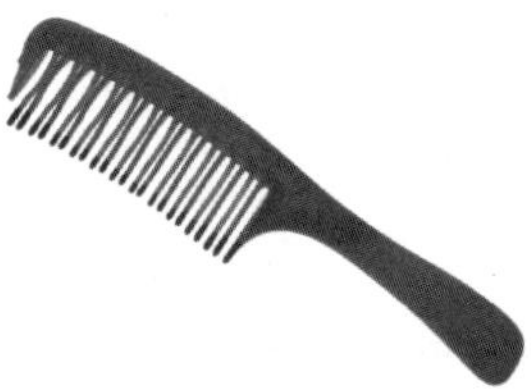

A calvície é conseqüência de se pentear muito o cabelo ou escovar com força demais

Embora muitos carecas prefiram ficar parecendo roqueiros decadentes a encostar um pente nos fios de cabelo que lhes restam, a verdade é que nem o pente nem a escova podem fazer o cabelo cair. Ou seja, você pode pentear as suas preciosas madeixas restantes sem se preocupar (bem, se a idéia for tentar penteá-las para cima da área pelada numa tentativa de disfarçar a careca, é melhor começar a se preocupar, sim, mas com o mico que você vai pagar).

A calvície é provocada pelo excesso de masturbação

Essa idéia de que desfrutar demais do sexo solitário deixa você careca é mais uma invenção criada para assustar adolescentes transbordantes de hormônios. E já que estamos falando no assunto, aliás, fique sabendo que se masturbar também não deixa ninguém cego nem faz crescer pêlos nas mãos – embora possa deixar você com o braço direito misteriosamente mais musculoso que o outro.

A calvície é herdada de seu avô materno

Essa bateu na trave. A calvície tem mesmo a ver com a herança genética, mas a tendência pode vir de qualquer um dos lados da família. Esse mito de que você herda a careca especificamente do pai da sua mãe já fez muitos caras vasculharem desesperados os álbuns de família atrás de uma visão premonitória da sua sina como cabeças-peladas.

A calvície é provocada pela testosterona

Resumidamente, é isso mesmo. A hipótese aceita hoje em dia é que a testosterona reage com uma enzima encontrada no organismo de alguns homens para produzir o hormônio dihidrotestosterona (DHT), que leva à degeneração dos folículos capilares. A chance de isso acontecer com você ou não é determinada por uma tendência genética que pode ser herdada de ambos os lados da família. Aliás, por irônico que pareça, tudo indica que o gene da calvície não é recessivo.

Então está explicado: alguns sujeitos vão herdar vastas cabeleiras dos seus pais e avôs, enquanto outros herdam armários de banheiro lotados de loções que não fazem efeito. Portanto, da próxima vez em que aquele bêbado chato no bar tentar convencer você de que a calvície é provocada pelos chapéus, o tipo de penteado ou o sexo solitário, informe ao sabichão que na verdade a causa é o DHT. Ou então você pode propagar o mito de que só fica careca quem tem o cérebro ativo demais – eu juro que não vou bancar o estraga-prazeres e desmascarar a mentira.

Carequices

"Meu Deus, dê um descanso para o careca aqui."

Homer Simpson, *Os Simpsons*

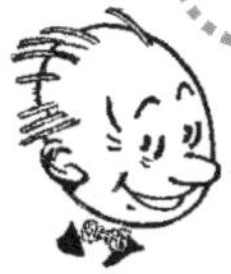

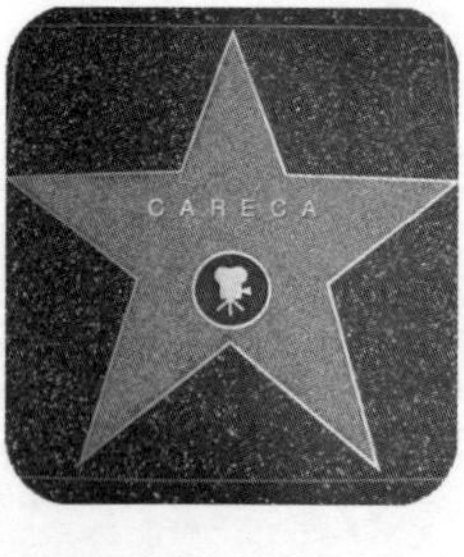
CARECA

Hall da Fama: Carecas que Fizeram História

Muitos membros do grupo dos carecas se orgulham de saber recitar de cor as principais personalidades que vêm exibindo cabeças peladas ao longo dos séculos. E você, o que sabe sobre a herança de glória dos seus pares?

Se a sua memória cívica não anda muito afiada, não precisa se preocupar. Este *hall* da fama foi criado justamente para homenagear os pouca-telha que sempre nos mostraram todo o seu brilho (até mesmo quando não estavam debaixo de alguma lâmpada).

Para começar, vamos à lista dos sujeitos cheios de dihidrotestosterona que marcaram a História.

Sansão

Ele foi o cara mais durão do Velho Testamento. Enquanto tinha suas madeixas no lugar, enfrentava leões, derrubava edifícios e matava exércitos inteiros de filisteus num piscar de olhos, mas ficou manso como um cordeirinho depois que se viu privado delas. A lenda de Sansão provavelmente é a origem do mito de que cabelo comprido é um símbolo de *macheza*, história que infelizmente ainda faz a cabeça dos lutadores de *telecatch* e guitarristas de bandas de *heavy metal*.

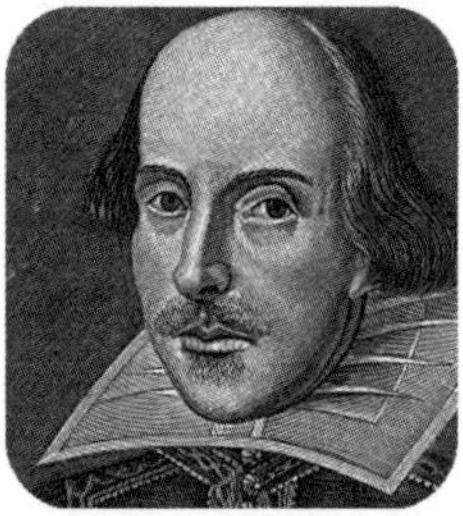

William Shakespeare

A maior parte dos retratos que chegaram aos dias de hoje mostram que o bardo tinha uma testa avantajada – embora Joseph Fiennes lamentavelmente tenha encarnado o autor com uma cabeleira vergonhosa em *Shakespeare Apaixonado.* Mas o que mais importa é que o tema da calvície parece ter sido importante para Shakespeare, que o mencionou em muitas das suas peças. Na Cena 2 do Segundo Ato da *Comédia dos Erros,* ele até chega a dizer que os carecas gastam menos em cuidados com os cabelos – e olhe que isso foi muito antes da invenção de *séruns* reparadores e cremes super-hidratantes com proteínas termoativadas.

Ésquilo

Diz a lenda que o dramaturgo grego Ésquilo morreu quando uma águia confundiu sua careca com uma rocha e jogou uma tartaruga bem em cima dela. Mas antes que você saia correndo para incluir uma cláusula sobre queda de tartarugas na apólice do seu seguro de vida, é bom lembrar que não é nada provável que essa história tenha acontecido de verdade. Para começo de conversa, o naturalista careca Terry Nutkins faz programas de TV com animais há anos e nunca foi registrado nenhum acidente semelhante durante as filmagens. E, de mais a mais, parece que já é uma espécie de tradição associar os gregos antigos a essas histórias de mortes estapafúrdias e difíceis de verificar – como a daquele filósofo, Crísipo, que supostamente teria morrido de rir depois de fazer um burro ficar de porre e ficar olhando o coitado tentar abocanhar alguns figos (embora eu tenha que admitir que a cena realmente parece hilária).

Carlos, o Calvo

O rei francês que viveu no século IX conquistou seu lugar na galeria da fama por causa da alcunha brilhante, mas infelizmente os historiadores de hoje acreditam que o mais provável é que o Calvo fosse dono de uma vasta cabeleira e tenha recebido o apelido como uma piada (o que confirma que houve um precedente histórico para aquela idéia do Eric Morecambe de fingir que o cabelo do Ernie Wise era peruca e ficar apontando para a cabeça dele e dizendo: "Olha, olha, nem dá para ver a junção!").

Um dado interessante é que o nome do monarca foi resgatado hoje em dia pela comunidade gay como apelido para o órgão sexual masculino. Coitado. O sujeito passa a vida tomando conta de um país inteiro para entrar na História só como eufemismo para uma parte do corpo com a qual ele afinal nem se parecia de verdade.

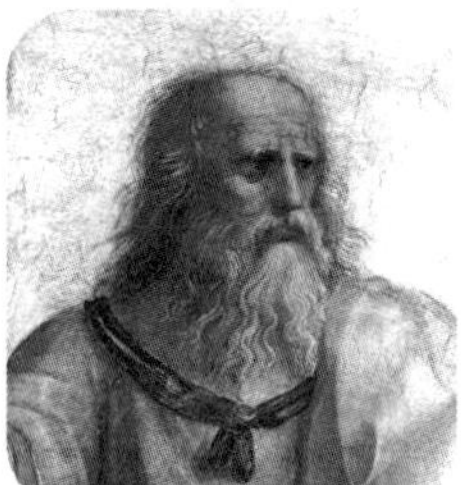

Filósofos carecas variados

O visual cabeça pelada sempre foi um sucesso entre os filósofos. A julgar pelas cabeças literalmente brilhantes que eles costumam exibir, até parece que aquela velha idéia vitoriana que diz que pensar demais faz o cérebro se expandir até expulsar os cabelos da cabeça faz algum sentido na prática. A tradição da calvície marcou toda a história da filosofia ocidental, desde os gregos antigos como Aristóteles, Platão e Sócrates, até os pós-modernistas pós-cabeludos como Jean Baudrillard e Michel Foucault. Esses sujeitos passaram a vida se questionando sobre o ser e o nada, mas a única certeza que puderam ter no final foi a de que os seus cabelos pertenciam ao segundo grupo.

Hipócrates

O grande médico da Grécia Antiga, conhecido como o pai da Medicina, também era famoso pela sua cabeça pelada. Tão famoso, aliás, que aqueles cabelos em formato de ferradura que arrematam a careca perto da nuca são chamados até hoje de "coroa hipocrática". Como tinha um interesse pessoal pelo tema, Hipócrates tentou criar um tônico contra a calvície à base de fezes de pombo, raiz-forte e urtiga, uma mistura que provavelmente deixava a cabeça dos pacientes mais em carne viva do que coberta de cabelos. Nos seus *Aforismos de Hipócrates*, entretanto, o grande médico chega um pouco mais perto da verdade sobre a calvície, ao registrar a observação de que os eunucos nunca ficavam carecas – o que hoje se sabe que estava relacionado à falta de testosterona no organismo deles. Ainda bem que, para a sorte dos seus pacientes na época, Hipócrates não chegou a recomendar a castração como medida de prevenção contra a calvície.

Eliseu

A própria Bíblia traz um exemplo extremo das agruras da vida social de um careca, numa passagem do segundo Livro dos Reis em que o profeta Eliseu é perseguido por meninos:

> ...e, subindo ele [Eliseu] pelo caminho, uns meninos saíram da cidade, e zombavam dele, e diziam-lhe: sobe, calvo; sobe, calvo! E, virando-se ele para trás, os viu, e os amaldiçoou no nome do SENHOR; então duas ursas saíram do bosque, e despedaçaram quarenta e dois daqueles meninos.

O que mostra que pelo visto Deus em pessoa acha o *carequismo* uma coisa tão pecaminosa que decide mandar ursos matarem qualquer mortal que propague alguma forma de discriminação desse tipo. Embora até ativistas pelos direitos dos pouca-telha tenham considerado essa reação extremada demais, basta lembrar-se do estado precário da branca cabeleira do próprio Criador para entender por que Ele se mostrou tão sensível com relação ao assunto.

Calígula

Segundo o historiador Suetônio, o careca imperador romano Calígula tinha tanta inveja dos homens que exibiam fartas cabeleiras que chegou a ordenar que todos raspassem as cabeças. Não é muito provável que um governante sem cabelos fosse capaz de conseguir aprovar um decreto desse teor nos dias de hoje, embora talvez Kinnock, Hague e Duncan Smith tivessem planos de fazer pelo menos uma tentativa quando subissem ao poder... Nunca se sabe.

Winston Churchill

O maior careca da história britânica, Churchill resistiu bravamente tanto à pressão nazista para ocupar o Reino Unido quanto à pressão das perucas para ocupar a sua careca. E que nação devastada por uma guerra não se sentiria mais segura diante de uma cabeça pelada exibida com orgulho do que diante daquele cabelinho ridículo repartido para o lado do arquiinimigo do general Churchill, Hitler?

Carequices

"Deus criou algumas cabeças perfeitas. As outras têm cabelos."

Adesivo de pára-choque visto nos Estados Unidos

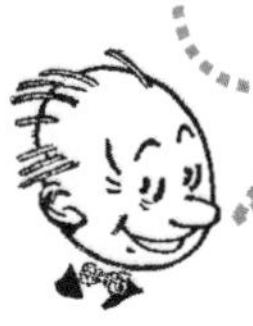

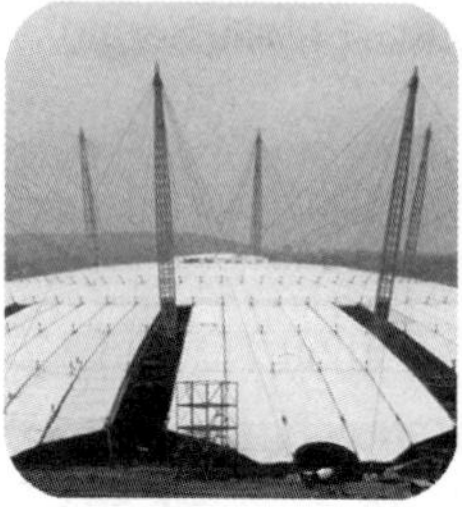

O domo do milênio

Não é de admirar que depois de tantas provas do sucesso histórico da calvície o governo britânico tenha decidido comemorar a chegada do Terceiro Milênio construindo uma imensa cúpula careca. Só que, infelizmente, em vez de montar nela uma exposição comemorativa das conquistas dos aeroportos de mosquito mais lendários da história, os caras resolveram chamar uns trapezistas e improvisar uns estandes sobre meios de transporte e corpo humano, e foi por isso que a geringonça acabou sendo um fracasso de público.

A Calvície Masculina Padrão

O rareamento dos cabelos que tipicamente acomete os homens de meia-idade, causado, como vimos, por fatores genéticos e hormonais é conhecido como "alopecia androgenética" – nome que o diferencia dos outros tipos de perda de cabelos, provocados por doenças ou estresse.

Em alguns homens, tudo começa com um recuo da linha dos cabelos (ou, como querem os otimistas, um "avanço da testa") mais acentuado na região das têmporas. É isso que cria aquele cabelo no formato de um "V" pontudo que, em sujeitos muito brancos, dá uma aparência de vampiro. À medida que os fios nas têmporas ficam cada vez mais ralos, o "V" se transforma numa faixa fina de cabelos parecida com uma cerca-viva passando bem no meio da cabeça.

Em outros, os cabelos somem primeiro na parte central, criando o visual "destampado", uma espécie de moicano do avesso, com uma faixa de careca no meio cercada por cabelos de ambos os lados. Homens com esse tipo de calvície muitas vezes se vêem tentados a experimentar o *combover* achando que, como só faltam cabelos naquela faixa estreita, eles serão capazes de camuflá-la usando os fios que lhes restam. Mas fique sabendo que essa manobra tem alto potencial viciante, e que quando der por si talvez você já esteja tentando esticar seus pobres fiapos restantes até o lado oposto da cabeça, no melhor estilo Bobby Charlton.

Outra possibilidade é que a linha dos cabelos recue por igual, formando a chamada "testa alta". Isso pode ser um problema para sujeitos com a testa proeminente, porque eles acabam ficando a cara dos Ferengis, de *Jornada nas Estrelas.*

Em certos homens, ainda, a calvície começa bem no alto da cabeça, num ponto que muitas vezes eles levam um tempo até descobrir. John Cleese conta que só percebeu que estava perdendo o cabelo quando foi examinar as imagens de um filme que estava fazendo e viu um sujeito com "um buraco horrível" no cabelo – para logo em seguida se dar conta de que se tratava dele mesmo. Portanto, se você ganhou este livro de presente de um amigo e ainda não entendeu direito por quê, é melhor dar uma boa olhada no espelho assim que chegar em casa.

E pode acontecer também de mais de um tipo de calvície aparecer ao mesmo tempo, como naqueles sujeitos que se vêem às voltas simultaneamente com a coroinha no alto da cabeça e a perda de cabelo nas têmporas e acabam desfilando por aí com um logotipo do McDonald's

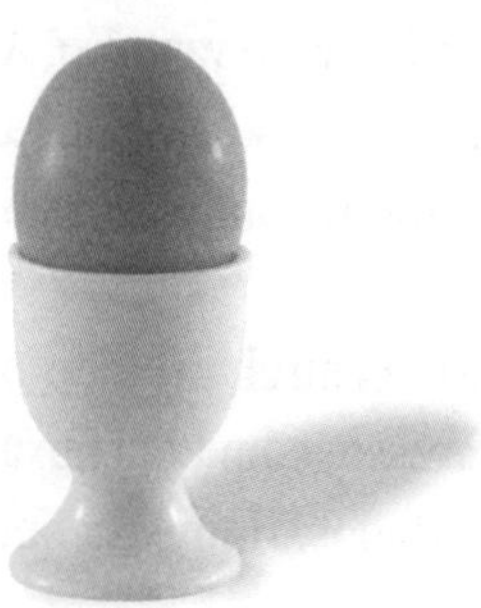

estampado no cocoruto. À medida que a degeneração dos folículos capilares avança, esse visual evolui para uma moitinha de nada na parte da frente cercada de pele nua por todos os lados, como uma ilha isolada no Pacífico.

Quem for proprietário de uma dessas moitinhas deve evitar usá-la para criar penteados na intenção de disfarçar a calvície. Talvez você saia de casa achando que vai enganar a todos com a sua falsa "cabeleira encorpada", mas acredite: as outras pessoas vão estar vendo só uma escultura bizarra de cabelos cercada de careca por todos os lados.

Qualquer que seja a modalidade do avanço da sua calvície, entretanto, o mais provável é que você acabe com a mesma e clássica margem de cabelos na nuca e dos lados da cabeça, conhecida como "ferradura". Aos donos desse penteado minimalista, eu só tenho um pedido a fazer: pelo amor de Deus, não caiam na tentação de deixar os seus cabelos restantes ficarem compridos! O visual Mestre dos Magos só era legal na dimensão paralela da *Caverna do Dragão*. O melhor é encarar a realidade dos fatos de uma vez por todas: cancele logo a sua próxima visita ao barbeiro e procure aceitar que o relacionamento entre vocês perdeu a razão de ser. E guarde o dinheiro do corte para investir numa boa lâmina ou máquina elétrica e usá-la segundo as instruções do guia publicado na página 137 – em poucos minutos você vai se livrar da tal moitinha ridícula e ficar pronto para encarar o mundo com o seu novo e *sexy* visual *zerado*.

Carequices

"Eu sou é homem, e vou quebrar a cara de qualquer um que insinuar o contrário só porque meu cabelo está ficando mais ralo."

Bruce Willis, ator

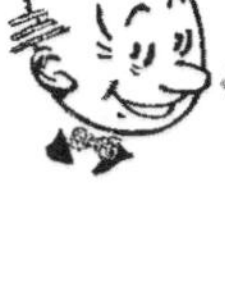

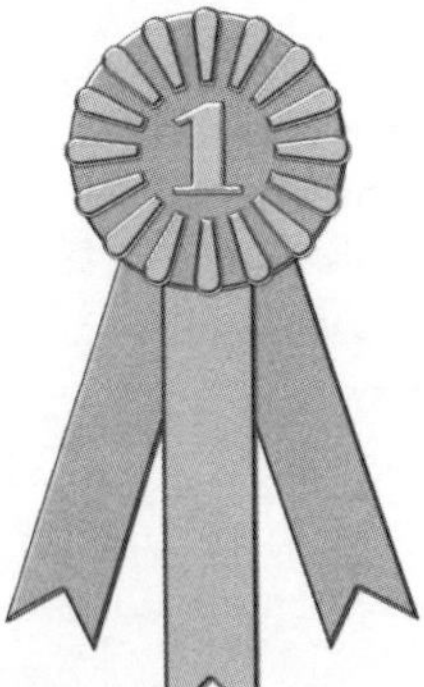

Apelidos e Xingamentos

O tamanho da lista de termos ofensivos criados ao longo dos séculos para se referir aos carecas é de arrepiar os cabelos. Este guia acredita que o melhor é mostrar agora todos os xingamentos que podem chegar aos seus ouvidos ao longo da vida, até para que você esteja preparado para retribuir à altura, mas avisamos que leitores mais sensíveis podem ficar perturbados com o conteúdo das páginas a seguir.

Escala de avaliação do grau de ofensa

1 – Inofensivo
2 – Levemente irritante
3 – Inaceitável
4 – Ofensivo
5 – Passível de ser enquadrado como crime contra a honra

"Águia-Careca"

Não é de admirar que um animal que tenha "careca" no nome seja usado como apelido para homens idem por sujeitos sem imaginação. A surpresa aqui é que as tais águias-carecas na verdade não são calvas coisa nenhuma, e sim têm a cabeça coberta por penas brancas. Você até pode tentar lançar mão desse argumento quando algum engraçadinho soltar o xingamento, mas talvez isso só complique ainda mais a discussão.

Nível ofensivo: 3

"Zé Gotinha"

Ninguém sabe ao certo por que o personagem das campanhas de vacinação foi transformado num apelido usado para importunar os carecas, mas talvez a sua cabeça enorme e brilhante tenha tido alguma coisa a ver com isso.

Nível ofensivo: 2

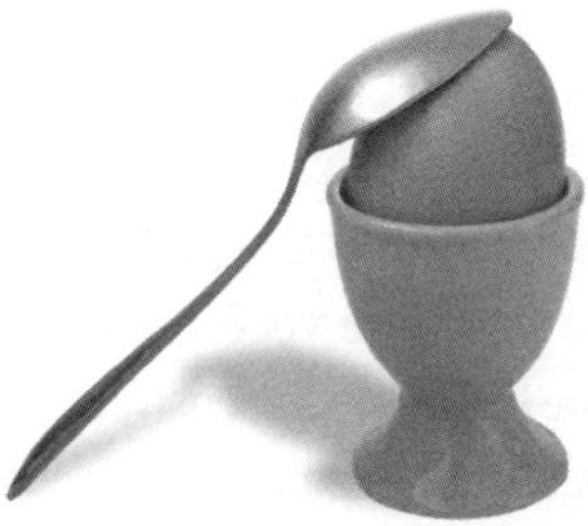

"Ovo Quente"

Um xingamento grave, que compara a cabeça sem cabelos ao tradicional alimento consumido no café da manhã. Em casos de carecofobia extrema, ele pode ser acompanhado pelo ato de o agressor brandir colheres sobre as cabeças calvas ao redor como se elas fossem mesmo ovos quentes. A comunidade dos carecas deve fazer tudo o que estiver ao seu alcance para se proteger desse tipo de ataque. É por isso, aliás, que o *Guia de Sobrevivência do Careca* está promovendo a primeira campanha da história de *descolheramento* consciente, como você poderá ler mais detalhadamente no capítulo final deste livro – por favor, encoraje a participação de todos os carecófobos que cruzarem o seu caminho, para que nós possamos acabar com o problema do uso criminoso de talheres.

Nível ofensivo: 5

Cabeção

Um xingamento desagradável que, ao contrário do "Lampadinha" descrito mais abaixo, pode indicar simultaneamente calvície e estupidez. Por sorte, essa é também uma das ofensas mais fáceis de retrucar à altura, com um simples: "Pelo menos não sou cabeça oca / de titica / de bagre". Ahá!

Nível ofensivo: 5

"Tobogã de Piolho"

Mais uma analogia envolvendo o reino animal, e mais uma vez inexata. Todo mundo sabe que os piolhos só se instalam em cabeças bem fornidas de cabelos (e como eles fazem para se divertir no meio daquele matagal é uma questão que não vem ao caso no momento). Você pode até usar esse argumento como réplica e sugerir que "bola 8" ou "bola de bilhar" seriam termos mais acertados, mas provavelmente vai se arrepender de ter feito isso.

Nível ofensivo: 3

"Aeroporto de Mosquito"

Já virou até nome de música, e é um dos termos mais utilizados para se fazer piada com o desprovido de fios na cabeça. Você pode retrucar dizendo que tem uma área a mais do corpo para ser beijada pelas mulheres.

Nível ofensivo: 4

"Lampadinha"

Referência ao personagem que ajudava o velho Professor Pardal do gibi e tinha uma lâmpada no lugar da cabeça. Provavelmente tem alguma coisa a ver com a crença de que as carecas têm um brilho fora do comum, e pode vir acompanhada de um gesto simulando ligar um interruptor perto da sua cabeça. Não requer nenhum tipo de réplica em especial – afinal, o cara que fizer essa gracinha vai estar na posição perfeita para tomar uma cabeçada certeira.

Nível ofensivo: 3

"Mestre dos Magos"

Apelido que começou a se disseminar depois do desenho animado *Caverna do Dragão,* dos anos 80, para designar carecas baixinhos, principalmente aqueles que gostam de soltar comentários enigmáticos sobre as coisas. Felizmente esse apelido praticamente já caiu em desuso hoje em dia, embora a variação "Yoda" ainda seja ouvida com bastante freqüência.

Nível ofensivo: 3

"Serra Pelada"

Pouco usada hoje em dia, essa variação do óbvio "cabeça-pelada" foi popular durante os anos de glória do famoso garimpo, e desconfia-se que talvez tivesse algo a ver com a velha associação entre carecas e objetos brilhantes.

Nível ofensivo: 1

Carequices

"Se tiverem que escolher entre dois candidatos carecas à presidência, os americanos votarão no menos careca deles."

G. Vance Smith

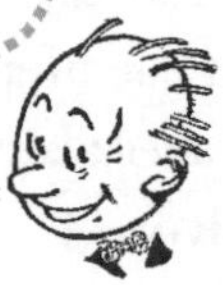

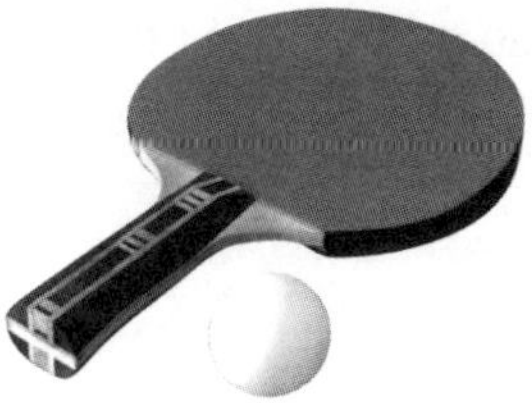

"Bola de Pingue-pongue" / "Bola 8" / "Bola de Bilhar"

Série de xingamentos que compara a cabeça calva a diversos objetos esféricos. Talvez por causa da analogia esportiva, às vezes aparecem inseridos em musiquinhas nos moldes dos gritos de guerra das torcidas organizadas ou em versinhos debochados como os que as crianças do primário usam para perturbar a menina gorda, o garoto de óculos da sala, e assim por diante. Embora possamos argumentar que eles depõem contra a capacidade mental do atacante, em termos de xingamentos cantados esses aí são um pouco mais criativos que o monótono "Careca, careca, careca!".

Nível ofensivo: 4

"Skinhead"

O termo surgiu para designar os radicais de direita que raspavam a cabeça e *tocavam um terror* nos anos 70. A associação automática entre os pouca-telha e o grupo é injusta, principalmente devido ao número de carecas notoriamente esquerdistas que temos visto surgir por todo o planeta, de Lênin em pessoa ao parlamentar britânico (e cara-de-gato) George Galloway. Se você for atacado nesses termos, poderá retrucar lembrando que quem está demonstrando ter ódio pelas minorias não é você, e sim o atacante, que resolveu xingar uma pessoa só porque ela é capilarmente diferenciada. Isso vai calar a boca do engraçadinho na hora.

Nível ofensivo: 5

"Testão"

O xingamento mais antigo e persistente de que se tem notícia, muitas vezes acompanhado por um gesto em que o gozador afasta os cabelos da própria testa e dá um tapa nela. Todo cuidado é pouco ao se deparar com ele, porque rapidamente a situação pode descambar para agressões físicas à sua careca. Se for vítima de um ataque desses, denuncie rapidamente o agressor pelo crime clássico inspirado no programa do Benny Hill e deixe claro que tais comportamentos não são mais aceitos nos dias de hoje.

Nível ofensivo: 5

"Ô da Colher!"

Xingamento derivado da idéia de que os carecas têm as cabeças redondas e brilhantes como colheres. Não há registros de nenhuma relação entre esse xingo e a alcunha "ovo quente" descrita acima, mas é só uma questão de tempo até que alguma mente maléfica encontre uma forma de combinar os dois.

Nível ofensivo: 4

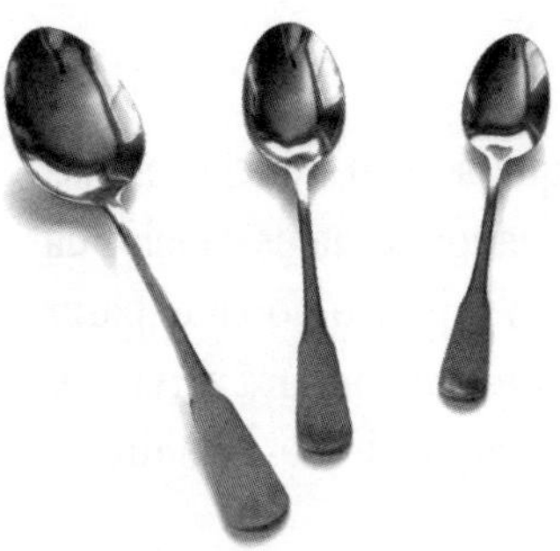

Convivendo com os Percalços da Vida de Careca

Nas últimas décadas, os progressos sociais vistos no combate a diversos tipos repulsivos de preconceito foram notórios; a violência e discriminação contra os carecas, entretanto, continua a ser praticada livremente.

A calvície, aliás, parece ser o único atributo físico que pessoas de todos os tipos se sentem à vontade para sacanear nestes tempos de correção política extremada. Gente que jamais ousaria fazer piada sobre a cor da pele, incapacidade física ou o peso dos outros abre a boca sem culpa para dizer coisas como "bola 8" e "pouca-telha". E os ataques não se limitam à violência verbal. Há casos de *carecófobos* que andam munidos de celulares com câmera para gravar e divulgar as imagens dos tapões que costumam aplicar nos carecas que encontram pela frente, e os companheiros que cochilam no ônibus estão sujeitos a ter carinhas sorridentes desenhadas nos seus cocorutos pelos engraçadinhos de plantão.

Mas qual a maneira mais adequada de reagir, caso você seja vítima de um ataque *carequista*?

Dando risada

Alguns pouca-telha tentam entrar na onda de galhofa do atacante sacando réplicas irônicas do tipo: "Careca nada, isto aqui é o painel de energia solar que alimenta a máquina sexual lá embaixo", ou "em cabeça pensante não nasce mato", mas embarcar nesse tipo de disputa verbal deixa você à mercê de tréplicas no mesmo nível, tais como: "Pista de aeroporto de mosquito também não cria mato". E, de qualquer maneira, rir junto com os atacantes só serve para legitimar os crimes que cometem.

Ficando em silêncio

Muitos cabeças-brilhantes optam por simplesmente ignorar os xingamentos, mas vale lembrar que o silêncio só serve para encorajar ainda mais a *carecofobia* e fazer esse tipo de preconceito saído de mentes mesquinhas parecer aceitável.

Contra-atacando com fúria e preconceito no mesmo nível

Pode ser que a violência pareça a única saída para combater a discriminação contra os sem-cabelos, mas lembre que ela poderá reforçar ainda mais os estereótipos negativos associados aos cabeças-peladas. Respire fundo e pense, meu caro: os carecas são os seres evoluídos nessa história toda, lembra? Em vez de se rebaixar às formas neandertais de interação dos peludões do pedaço, prefira os métodos de resistência não-violenta propagados pelo ícone calvo Mahatma Gandhi.

Pensando numa maneira de retrucar

Dependendo da situação (ou seja, nunca tente essa estratégia se estiver sozinho na rua à noite e for atacado por um bando de arruaceiros), a melhor tática pode ser retrucar verbalmente aos

Os carecas são mais inteligentes?

São. Bem, ou pelo menos foi isso que as pessoas acharam durante muito tempo. A turma da Inglaterra vitoriana acreditava que usar demais o cérebro fazia com que ele se expandisse e acabasse expulsando os cabelos do couro cabeludo – e a "prova" que apresentavam para corroborar essa tese era a observação de que as mulheres, que sabidamente usam menos a massa cinzenta, não ficam carecas. Não é de admirar que a emancipação feminina tenha enfrentado uma resistência tão ferrenha por parte dessa gente – eu aposto que os vitorianos começaram a ter pesadelos imaginando o dia em que suas mulheres iriam começar a chegar do escritório exibindo *combovers* ridículos. O fato é que certamente é fácil fazer listas e mais listas de sujeitos que foram "cabeções" em ambos os sentidos do termo, de Platão e Aristóteles ao Doutor Katz do desenho animado. Só que infelizmente a ciência moderna já comprovou que a perda de cabelos é provocada pelo hormônio DHT, e portanto não tem nada a ver com a quantidade espantosa de genialidade que transborda do seu precioso crânio. A única correlação entre mentes e carecas brilhantes, se é que ela existe, é que sujeitos inteligentes sabem que ser careca é ser *sexy* e não fazem tentativas patéticas de camuflar a sua condição.

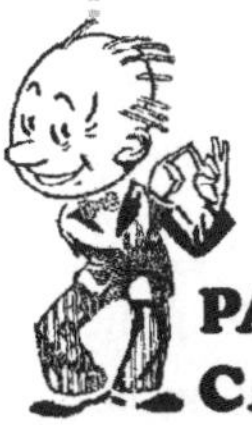

PARA FICAR CARECA DE SABER

ataques carequistas. O teor do contra-ataque pode variar de acordo com o seu humor do dia e seu estilo pessoal. Alternativas *à la* Oscar Wilde como "melhor não ter nada no alto da cabeça do que não ter nada dentro dela" podem ser tão eficazes quanto um simples "não enche", na linha sou-curto-e-grosso-mesmo de Liam Gallagher. Há registros, inclusive, de carecas que conseguiram matar de culpa seus atacantes insinuando que a sua calvície era decorrência de tratamentos médicos e não de uma queda de cabelos comum, mas eu pessoalmente acho que isso já é desnecessário.

Talvez o tipo de resposta mais eficaz seja simplesmente fazer algum comentário sobre o cabelo do atacante. Afinal, foi ele mesmo que pôs o assunto na roda, e sempre vai haver alguma gozação que você possa fazer sobre aquilo que o infeliz exibe no alto da cabeça. O cara tem um *mullet,* ou aquele corte de cabelo de cuia? Ele por acaso é ruivo? O cabelo do sujeito o torna parecido com uma lésbica? E lembre que, não importando o estilo do penteado, você sempre poderá retrucar com um certeiro: "Bom, mas se eu tivesse cabelo certamente não faria *isso aí* com ele".

Caso não lhe ocorra nenhuma resposta dentro do tema cabelos, uma boa alternativa é dar uma checada na fachada do outro e mandar: "Pelo menos a minha careca eu posso resolver com uma peruca; para essa cara aí não tem remédio que dê jeito".

Dando queixa na delegacia de polícia

Se você for alvo de algum tipo de violência física, poderá procurar ajuda da polícia, mas, infelizmente, não é muito provável que alguém consiga abrir um boletim de ocorrência só por causa de xingamentos (e você ainda corre o risco de acabar passando de vítima a culpado e ser preso por tomar o tempo dos policiais à toa). De qualquer maneira, isso não chega a ser surpresa num sistema judicial tão contaminado pela *carecofobia* que os próprios magistrados são obrigados a usar perucas.

Carequices

"'Careca imbecil'? Isso pode ser enquadrado como crime de discriminação de minorias!"

Larry David, no humorístico *Curb Your Enthusiasm*

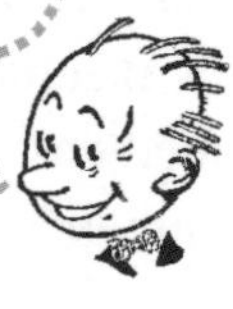

Hall da Fama: Carecas na TV

Nos primórdios das transmissões televisivas, não faltavam cabeças peladas se exibindo nas telinhas britânicas. A maior parte da programação da BBC era apresentada por figuras austeras com bigodões e entradas pronunciadas, que bradavam o seu sotaque empolado em microfones do tamanho de bolas de tênis. Infelizmente, à medida que essa mídia começou a ficar cada vez mais focada no público juvenil, as cabeleiras começaram a tomar conta do pedaço. Mas mesmo hoje em dia ainda nos restam alguns bravos heróis da resistência, que enfrentam o risco de brilhar mais do que os refletores dos estúdios para criar uma imagem positiva da falta de cabelos junto aos senhores telespectadores.

Brian Moore

Embora não faltem exemplos de comentaristas esportivos sem cabelos mas com muita competência, o saudoso inglês Brian Moore foi o único a ser imortalizado em verso (a saber: "e a cabeça do Brian Moore sempre me lembra o Planetário de Londres"*), na letra da música "Dickie Davies Eyes", lançada em 1986 pelo grupo Half Man Half Biscuit. De maneira bastante apropriada, Moore encerrou sua carreira depois de comentar um dos momentos mais memoráveis envolvendo carecas no mundo do esporte: os famosos gols que Zidane marcou com a sua cabeça pelada na final da Copa de 98 contra o Brasil.

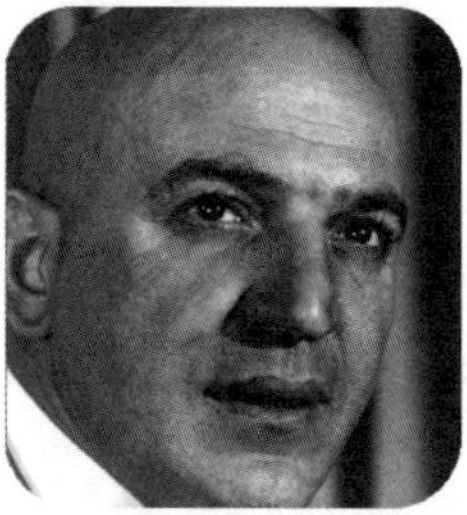

Telly Savalas

O visual *zerado* do ator era tão marcante que até hoje o nome do seu personagem mais conhecido, o Kojak, é usado como sinônimo de pouca-telha. Savalas era um careca por opção – ele passou a raspar a cabeça depois que decidiu manter o visual *clean* adotado para encarnar Pôncio Pilates no filme *A Maior História de Todos os Tempos* (1965). Esse detalhe, entretanto, não impede que o nome de Telly continue sendo lembrado como um dos carecas mais famosos das telas, com trocadilho e tudo. O ator morreu em 1994 (e, apesar de todas as piadinhas que circularam na ocasião, isso não aconteceu porque o King Kong confundiu o coitado com um frasco de desodorante *roll-on*).

Clive James

O escritor australiano expatriado foi também apresentador do programa *Clive James on Television.* Janet Street-Porter conta que a obsessão de James por aparecer bem na telinha era tão grande que certa vez levou um câmera a gritar: "Escuta aqui, Clive, é melhor escolher logo se quer que eu corte a papada ou a careca, porque as duas coisas não dá pra fazer!". Mas como o apresentador sempre foi um defensor apaixonado

*N. da T.: *Brian Moore's head looks uncannily like London Planetarium,* no verso original.

Em que idade a calvície começa a aparecer, em média?
Segundo pesquisas, a calvície androgenética começa a ser observada por 5% dos homens aos 20 anos de idade, por 20% aos 30, por 50% aos 50 anos e por 80% aos 70 anos, embora essas porcentagens sejam bem mais baixas em alguns grupos étnicos. Portanto, embora possa parecer que ficar careca ainda jovem é uma tremenda prova de má sorte, tente ver a coisa pelo lado bom: se o processo da perda de cabelos vai ter que acontecer de qualquer maneira, quanto antes ele estiver terminado melhor, porque assim pelo menos você ainda vai poder sair por aí desfilando bonés estilosos, bandanas, lenços e capuzes no estilo *rapper* sem ficar parecendo aquele tiozão que resolveu "arrasar na pista" na festa de casamento da sua prima.

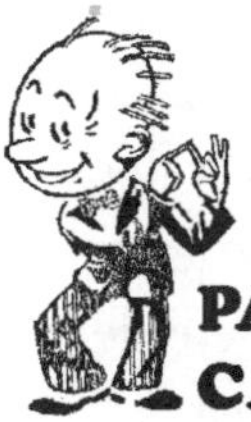

PARA FICAR CARECA DE SABER

da causa dos carecas (chegando até mesmo a publicar um artigo no *The Observer* em 1977 intitulado "Calvos do Mundo, Assumam as Carecas!"), nós decidimos ignorar a fofoca maldosa da Janet e incluí-lo no *hall* da fama assim mesmo.

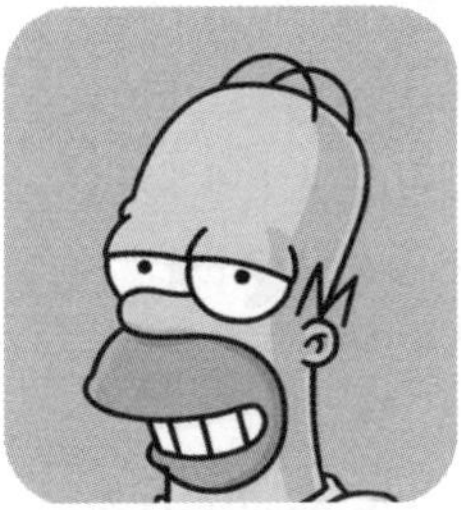

Homer Simpson

É motivo de orgulho para a comunidade dos carecas que o melhor personagem de TV de todos os tempos seja um representante do grupo. Não faltam episódios de *Os Simpsons* com tramas envolvendo a falta de cabelos do Homer, mas o mais famoso de todos provavelmente seja "Simpson e Dalila". Na história, o patriarca da família compra um remédio chamado Dimoxinil (um anagrama parodiando o legítimo Minoxidil) e quer que o seguro de saúde da empresa cubra os custos, porque o tratamento é "para não deixar o cérebro congelar". O episódio rendeu material inclusive para novos tipos de gozações dirigidas aos carecas, em comentários como: "Olha lá, o cérebro do cara tá congelando".

Além de dar um pretexto para os roteiros abordarem questões ligadas ao mundo da calvície, o visual pouca-telha do Homer tem uma função bem mais elementar para o criador do desenho, Matt Groening: se você olhar com atenção a imagem do personagem de perfil, vai reparar que o ziguezague de fios restantes na lateral da cabeça e o desenho da orelha logo abaixo dele formam as iniciais "MG".

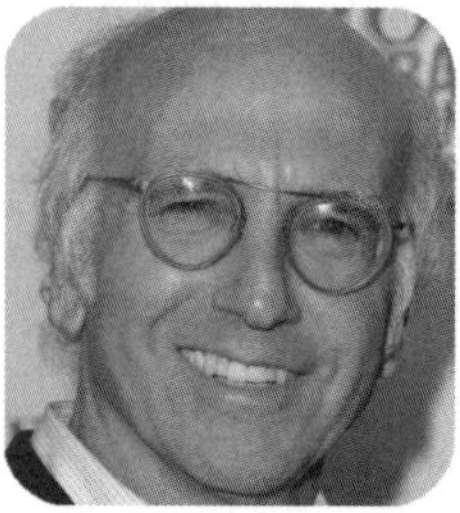

Larry David

O comediante dedica uma parcela grande do seu programa *Curb Your Enthusiasm* à causa dos sem-cabelo, fazendo longos discursos sobre o tema. Num dos episódios, ele demite o seu chefe de cozinha careca por ter traído os companheiros e comprado uma peruca. O único detalhe que impede David de se tornar um verdadeiro herói da causa é a sua insistência em deixar crescer as mechas crespas que lhe restam na nuca, ficando com aquela cara de Bozo grisalho.

Arthur Lowe

Mais conhecido como o Capitão George Mainwaring, do seriado *Dad's Army,* da década de 70. Embora o programa seja um sucesso estrondoso até hoje, há quem o acuse de ser *carequista* – especialmente por conta do episódio em que Mainwaring compra uma peruca porque quer parecer mais jovem. O que salva Lowe é que ele também fazia todas as vozes de um desenho animado em que o personagem careca, Mr. Happy, era mostrado de uma maneira bem mais positiva que os cabeludos Mr. Fussy e Mr. Clumsy*.

*N. da T.: Sr. Feliz, Sr. Irritadinho e Sr. Desastrado, respectivamente.

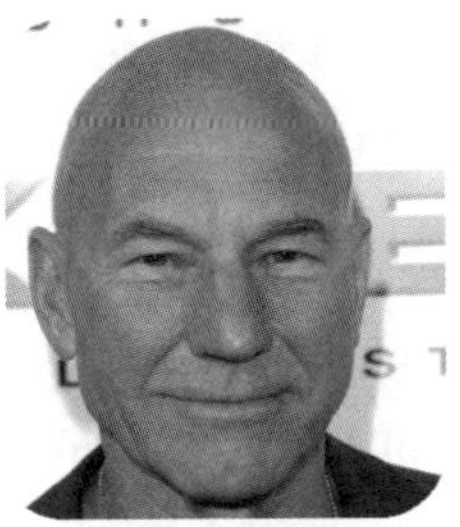

Patrick Stewart

Ao contrário do seu antecessor no seriado, o emperucado William Shatner, Stewart não teve medo de levar sua careca descoberta até os confins do espaço sideral em *Jornada nas Estrelas* – e conheceu muitos alienígenas igualmente pouca-telha nesse processo, como os Ferengi, com suas carecas saltadas por causa do cérebro com quatro lobos, e os Klingons, que tinham aqueles *mullets* com entradas avançadas que também são muito comuns em shopping centers de cidades do interior, shows de música *country* e provas do Circuito Mundial de Monster Truck, aqui mesmo no nosso Universo.

John Cleese

O humorista americano costuma dizer que embora tenha uma enorme falha no alto da cabeça desde os 30 anos, pouca gente repara nela, pelo fato de ele ser muito alto. Embora seja verdade que a altura avantajada livre os carecas de ganhar apelidos como "bola de bilhar" e "tobogã de piolho", mesmo assim eles ainda têm que passar a vida aturando perguntas engraçadinhas do tipo: "Como está o tempo aí em cima?", ou "Sua mãe pôs fermento na mamadeira?". Ou seja: no fim das contas, não faz a menor diferença.

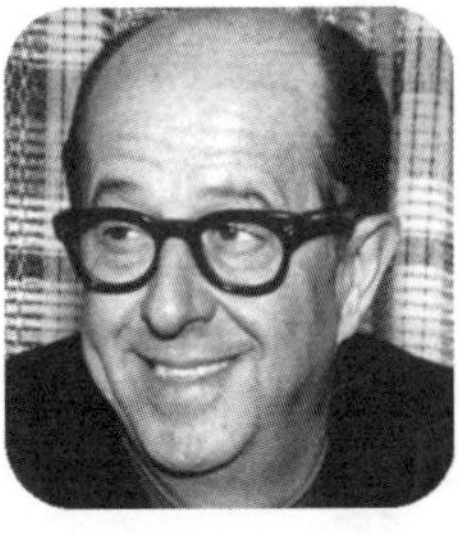

Phil Silvers

O ator conquistou seu posto como um dos maiores ícones televisivos dos sem-cabelos na pele do Sargento Bilko, que usava igualmente a sua astúcia e sua careca para sempre se dar bem no final. Talvez por isso a comoção tenha sido tão grande quando escolheram um gato amarelo peludo para interpretar o personagem-título no desenho animado Manda-Chuva, inspirado no antigo seriado de Silvers. Muitos fãs acharam que, já que a careca era uma característica fundamental do personagem de carne e osso, ele deveria ser representado por um gato da raça Sphynx.

Jackie Wright

Ele aturou mais de duas décadas de gozações e pancadas como escada para o astro do *The Benny Hill Show*. A violência de Hill contra Wright levou ao surgimento de uma onda de imitadores que passaram a atacar carecas indefesos com tapões na cabeça e subseqüentes chutes no traseiro. Para o alívio da comunidade dos cabeças-peladas, o programa parou de ser exibido em 1989 (embora o cancelamento tenha ocorrido mais em virtude de reclamações sobre sexismo do que de acusações de *carequismo*).

Carequices

"Se há homens por aí que querem desperdiçar a generosidade de Deus usando seus preciosos hormônios para fabricar cabelos, o problema é deles."

John Glenn, astronauta

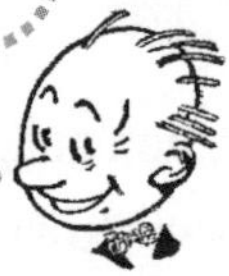

Soluções Milagrosas

A busca por uma cura para a calvície já existe desde os tempos em que o primeiro Neandertal reparou que o cabelo que cobria a sua testa já não estava mais tão cheio e brilhante quanto costumava ser. De lá para cá, muitos golpistas se aproveitaram da insegurança e vaidade dos carecas para tentar lhes vender todo tipo de embuste, e foram criados e propagados os mais variados mitos sobre maneiras infalíveis de recuperar os cabelos perdidos.

Raspar a cabeça

Por estranho que pareça, a idéia de que raspar os cabelos faz com que eles voltem a crescer fortes continua sendo uma das mais populares. Mas não se engane achando que demonstrar um desprezo fingido pelas suas melenas vai fazer com que elas voltem a aparecer, nem que seja

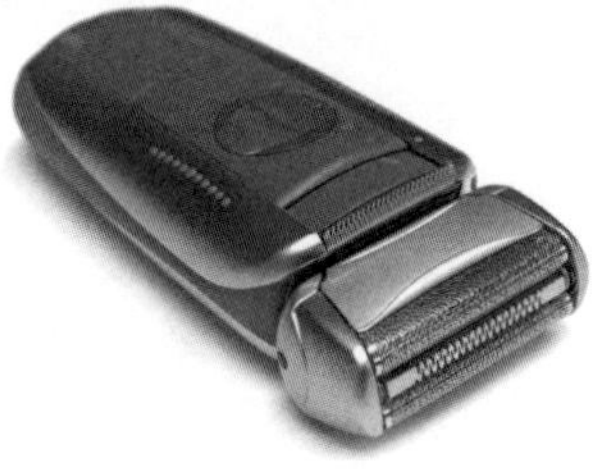

por puro despeito – nós estamos falando aqui de folículos capilares, não das suas ex-namoradas.

Hipnose

Não faltam terapeutas especializados oferecendo *workshops* e CDs que prometem induzir um estado de consciência alterada capaz de deter a queda dos cabelos. Mas se isso funciona mesmo, como é que Paul McKenna continua até hoje com a cabeça mais pelada que a do Kojak? Se o especialista em hipnose mais famoso do mundo não conseguiu salvar seus próprios cabelos, que chances um CD produzido em massa vai ter de convencer os seus folículos a não desistirem da batalha?

Toucas com vácuo

No início do século XX, várias empresas chegaram a comercializar toucas que puxavam o sangue para o alto da cabeça, numa tentativa de estimular os cabelos a crescerem de volta. Mas antes que você tenha a brilhante idéia de tentar reproduzir o método usando o bocal do aspirador de pó, fique sabendo que o único efeito que as tais toucas produziam era deixar os sujeitos com cara de quem estava prestes a ir para a cadeira elétrica por ingenuidade em primeiro grau.

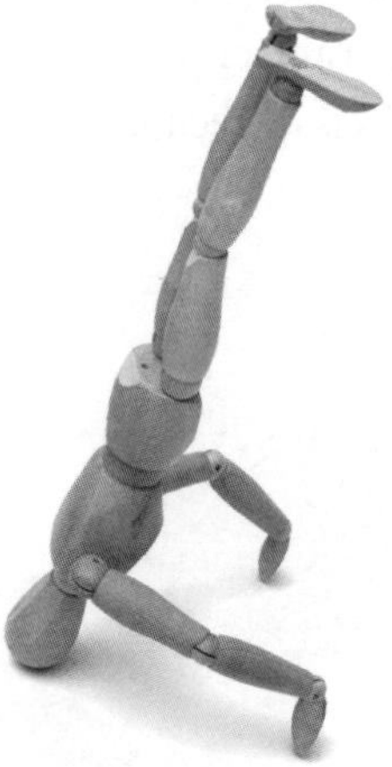

Plantar bananeira

Já houve quem acreditasse que ficar de cabeça para baixo era uma boa maneira de aumentar a irrigação nos folículos capilares e fazer com que eles voltassem a produzir cabelos. Infelizmente essa tese já caiu por terra, mas mesmo assim plantar bananeira continua sendo bem melhor do que acreditar naqueles *spams* que prometem "uma nova solução exclusiva contra a calvície, cientificamente comprovada".

Por que os monges raspam a cabeça?

A prática de raspar a cabeça como parte do ritual de formação dos monges, chamada de tonsura, é encontrada tanto no cristianismo quanto no budismo. Inicialmente ela foi adotada como um símbolo da renúncia aos costumes mundanos, mas agora que a careca está na moda talvez as ordens religiosas precisem rever seus conceitos. A "tonsura romana", que raspa só o alto da cabeça, ainda é exclusividade dos monges, mas a prática budista de raspar todos os cabelos foi adotada como a tendência *fashion* do momento fora dos mosteiros. Se a idéia é mesmo mostrar que eles não ligam a mínima para os costumes do mundo exterior, os monges bem que podiam adotar os *mullets* em camadas com reflexos loiros.

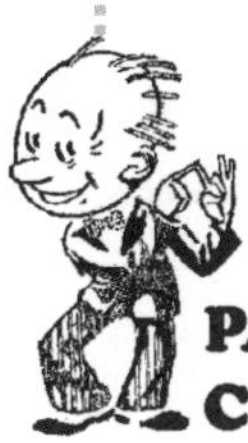

PARA FICAR CARECA DE SABER

Banha de urso

Durante muito tempo, acreditou-se que a gordura dos ursos pudesse ser um remédio especialmente eficaz contra a calvície – registros na literatura médica entre os séculos XII e XVIII comprovam que a substância foi largamente usada com esse propósito. Talvez a lógica por trás da idéia estivesse no fato de os ursos serem animais peludos, mas, se fosse esse o caso, será que esfregar na cabeça banha de *poodle*, de gato angorá ou do sovaco das alemãs não iria fazer mais efeito?

Tomar pancadas na cabeça

Em maio de 2007, um estudo da Universidade da Pensilvânia constatou que ratos têm a capacidade de regenerar seus folículos capilares depois que a pele da região onde eles se encontram é ferida. Isso levou alguns pesquisadores a supor que a mesma coisa talvez pudesse ocorrer entre os humanos, e também à manchete desastrosa no *The Sun* anunciando: "Cientistas descobrem que tomar pancada na cabeça cura a calvície". Ora, é esse mito que precisa ser morto a pancadas logo, antes que a moda pegue. As pessoas não precisam de mais uma desculpa para sair por aí dando tapões nas carecas que encontram pela frente.

Mágica

Entre as placas de barro com inscrições gravadas que faziam parte do acervo da Grande Biblioteca de Nínive, no século 7 a. C., foram encontrados os dizeres de um feitiço assírio para curar a calvície. Nada impede que você pesquise as palavras exatas para fazer uma tentativa, se quiser, é claro, mas se nem o grande mágico do bem Paul Daniels nem o mago do mal Aleister Crowley conseguiram evitar que seus próprios cabelos caíssem, eu duvido que um sujeito sem quaisquer poderes mágicos vá conseguir grandes resultados.

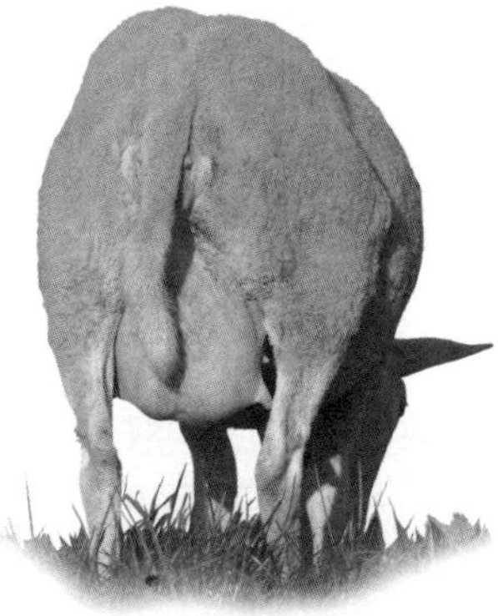

Bosta de ovelha

Para provar que os remédios absurdos sempre fizeram a cabeça de alguns carecas, o pensador da Roma Antiga Plínio, o Velho, já cita esse no seu tratado de História Natural. A receita levava fezes de ovelhas, cinzas de sapo e mel (o que hoje em dia se parece mais com uma fórmula de xampu da Body Shop do que com um remédio propriamente dito).

Pelo visto, todos os homens, em um momento ou em outro das suas vidas, esfregaram substâncias das mais variadas nas suas carecas para tentar acabar com elas. A lista dos ingredientes que já foram divulgados como possíveis tônicos capilares é digna de um livro de receitas de bruxaria: leite de morcego, gordura de serpente, sangue de toupeira, dentes de jumento, placenta de ovelha, urina estragada, teias de aranha e moscas esmagadas. Para os fãs das terapias naturais que talvez se sintam tentados a testar a eficácia de alguma dessas soluções milagrosas nos dias de hoje, eu só digo uma coisa: pode ser que a gororoba não cure a sua calvície, mas pelo menos ninguém vai ter coragem de chegar muito perto para conferir se você continua careca ou não.

Aderir ao *combover*

Combover é o nome da prática de pentear os cabelos que restam por cima da careca para criar a ilusão de que você continua tendo uma vasta cabeleira (e se decidiu penteá-la de um jeito pouco ortodoxo, ninguém tem nada com isso). Aderir ao *combover* é realmente a solução perfeita para a calvície, com um único probleminha: o penteado fica totalmente ridículo quando você sai ao vento. Aliás, quando não está ventando também. Para saber mais sobre esse ritual bizarro, leia "A questão do *combover*", na página 69.

Usar peruca

Uma solução covarde para camuflar a careca, que na maioria dos casos cria um resultado tão convincente quanto andar por aí equilibrando um esfregão na cabeça. Veja mais sobre essa prática vergonhosa no capítulo "Os problemas da peruca", na página 59.

Ratos mortos

Uma antiga receita celta mandava encher um pote de cerâmica com ratos mortos, deixá-lo enterrado por um ano e depois esfregar os restos dos animais na cabeça pelada. Previsivelmente, o patê de rato podre caiu em desuso como tratamento para a calvície há algum tempo, embora certos adeptos das perucas ainda insistam em exibir coisas que lembram muito roedores falecidos no alto dos seus cocorutos.

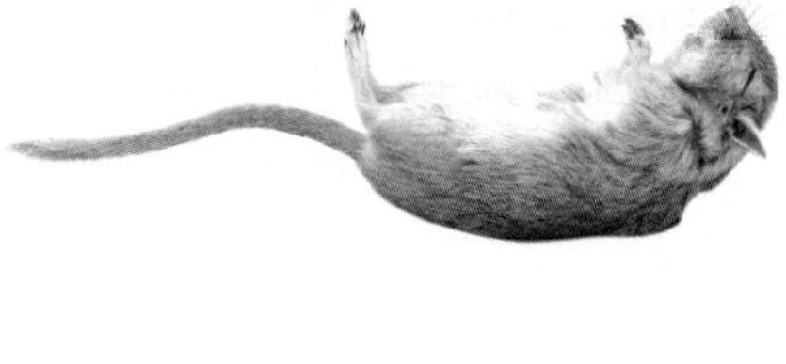

Próteses do tipo Interlace

Mechas de cabelo são entrelaçadas aos fios que ainda restam na sua cabeça para cobrir as áreas falhadas. Embora o resultado possa parecer bastante convincente num primeiro momento, dificilmente ele vai se manter assim por muito tempo. À medida que os seus fios naturais vão crescendo, eles empurram os entrelaçados para cima, criando um esquisito penteado de dois andares que nem mesmo os neo-românticos mais ousados topariam exibir em público.

Técnicas cirúrgicas

Não se pode negar que cortar um pedaço do couro cabeludo onde ainda brotam cabelos e transferi-lo para as regiões carecas deve ser um método eficaz. Mas, sinceramente, só um sujeito que tenha um ódio muito profundo pela falta de cabelos vai querer se submeter a uma coisa dessas. Imagine gastar uma fortuna e ter que aturar dores terríveis em nome de um resultado que, no fim das contas, nem vai ficar tão natural assim... Será que se conformar em ser chamado de "ô careca!" e ter que suportar umas piadinhas ocasionais não é melhor do que virar uma colcha de retalhos ambulante?

Remédios

Igualzinho ao seu *alter ego* eletrônico Pac Man, muitos carecas zanzam por aí engolindo toda pílula que encontram pela frente, numa tentativa desesperada de se salvar. Embora o mercado seja inundado por milhares de remédios prometendo acabar com a calvície todos os anos, só dois têm a aprovação da Food and Drug Administration (FDA). O primeiro deles, o Minoxidil (vendido sob as marcas Regaine e Rogaine), é uma loção que deve ser esfregada no couro cabeludo. O segundo, Finasteride (comercializado como Proscar), é ministrado em comprimidos. Os dois mostram alguma eficácia para estimular a volta dos fios, mas não funcionam em todos os casos (e mesmo que dêem certo para você, o resultado só dura enquanto o medicamento está sendo usado, ou seja, o jeito de fazer a sua cabeça ficar mais cheia é deixando a carteira mais vazia).

É desnecessário dizer que um legítimo ativista da causa nem deveria se abalar por causa de nenhuma dessas soluções milagrosas, para começo de conversa. Afinal, o que as pessoas chamam de cabelo não passa de um monte de células mortas amontoadas no alto da cabeça. Em vez de lutar por elas, é melhor poupar tempo e dinheiro e desfilar pelo mundo exibindo uma cabeça lisa e brilhante.

Carequices

"...o que ele [o velho Tempo] nega aos homens em cabelos, dá-lhes em inteligência."

Shakespeare, *em A Comédia dos Erros*

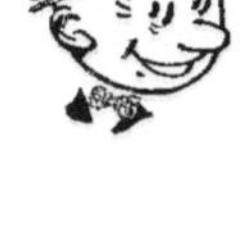

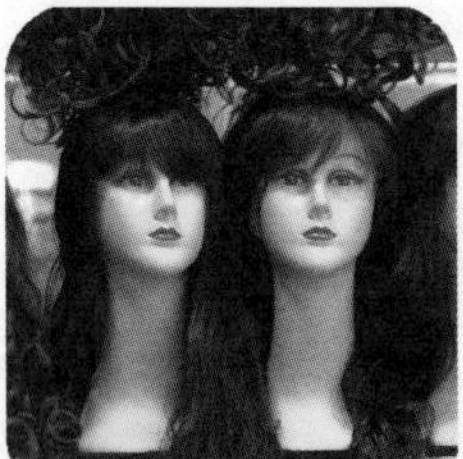

Os Problemas da Peruca

Nada é mais ofensivo para a comunidade dos cabeças-peladas do que os sujeitos que tentam camuflar seus cocorutos brilhantes debaixo de perucas. Além de serem a expressão concreta de uma mentira, esses acessórios raramente deixam seus adeptos com a aparência máscula e dinâmica que eles acreditam exibir. Será que alguém acredita mesmo que pode ficar melhor com um bicho morto equilibrado na careca do que desfilando a sua cabeça naturalmente lisinha e brilhante por aí? É claro que não. Mas a peruca foi uma parte inevitável da vida dos carecas durante muitos séculos. Elas eram usadas pelos gregos e romanos da Antiguidade, e os egípcios tinham até um modelo de lã preta curto em cima e comprido na parte de trás, que pode ser apontado como o primeiro *mullet* lançado na história, mais de 4 mil anos atrás.

Mas a fase de glória do acessório foi mesmo o século XVII, quando as vastas cabeleiras artificiais viraram uma febre tanto entre os homens quanto entre as mulheres – embora a moda pareça ter surgido mais como uma tentativa de evitar infestações de piolhos e esconder a queda de cabelos provocada pela sífilis do que por causa de um eventual constrangimento provocado pela calvície androgenética comum. O fato é que, não importando as motivações, esse foi o século de ouro das perucas: exibir as imensas esculturas de cabelo humano ou crina de cavalo era um pré-requisito indispensável para freqüentar os salões da alta sociedade. A popularidade das perucas caiu bastante depois do século XVIII, e os carecas mais envergonhados tiveram que passar a adotar chapéus para esconder as cabeças peladas.

A moda só voltaria lá pela metade do século XX, quando surgiram as perucas como nós conhecemos hoje. Que, ao contrário das esculturas capilares do século XVII, não passam de massas de cabelo artificial destinadas a enganar os passantes e fazê-los acreditar que ali há uma cabeleira natural comum. Se você decidir recorrer a esse embuste, é bom saber que além de ter que aturar as acusações de insegurança e vaidade caso ele seja desmascarado, o uso da peruca envolve uma série de outros problemas de ordem prática.

O mais famoso, claro, é o da fixação do acessório à sua cabeça. Mesmo usando as colas e fitas adesivas mais poderosas, o emperucado tem bons motivos para ficar inseguro em dias de vento (lembrando que dar aquela voltinha na montanha-russa ou pular de *bungee jump* está fora de questão). E é preciso ter em mente que, com as alterações climáticas trazidas pelo aquecimento global, o uso da peruca se tornou uma alternativa ainda mais arriscada hoje em dia.

Há também o problema de encontrar a peruca ideal, que se misture naturalmente com os seus cabelos restantes. Conseguir a combinação mágica de compatibilidade de cor e de textura com uma junção imperceptível é uma arte dominada por poucos, e mesmo assim vai bastar um só dia de descuido na colocação do acessório para você ter que aturar piadas sobre perucas pelo resto da vida (principalmente se trabalhar como professor).

E o candidato a emperucado deverá enfrentar ainda alguns dilemas um pouco mais sutis em seu caminho. Como fazer a transição entre as entradas pronunciadas e a cabeleira vasta de uma hora para outra? Será que a melhor tática não seria adotar primeiro uma série de meias-perucas, cada uma um pouquinho maior que a anterior, para dar a impressão de que o seu cabelo voltou a crescer sozinho, como num passe de mágica?

E como explicar o fato de que o seu "novo cabelo" terá sempre o mesmíssimo comprimento o tempo todo? Há casos de embusteiros capilares realmente empenhados que se revezam entre uma série de perucas com o mesmo tipo de cabelo e comprimentos ligeiramente diferentes para dar a impressão de que o seu cabelo está crescendo e sendo cortado em intervalos regulares. Mas será que vale a pena ter esse trabalho todo só para criar a ilusão de que os seus folículos ainda funcionam? E como você vai explicar o fato de o seu cabelo não ficar mais ralo com a idade? Será que vai ser preciso também desbastar a peruca ano a ano, só para manter a farsa?

Em suma, meu amigo: não vale a pena usar peruca. Quem acaba recorrendo a elas é porque é covarde demais para exibir ao mundo a sua cabeça pelada. Mas se nem tudo isso foi capaz de demover você da idéia, pelo menos faça a coisa direito e arrume uma genuína peruca-escultura do século XVII. Porque quando virem você descendo a rua majestosamente com aquela massa de crina de cavalo cobrindo toda a metade superior do corpo, os possíveis engraçadinhos vão ficar mudos com o choque e não conseguirão fazer uma piada sequer.

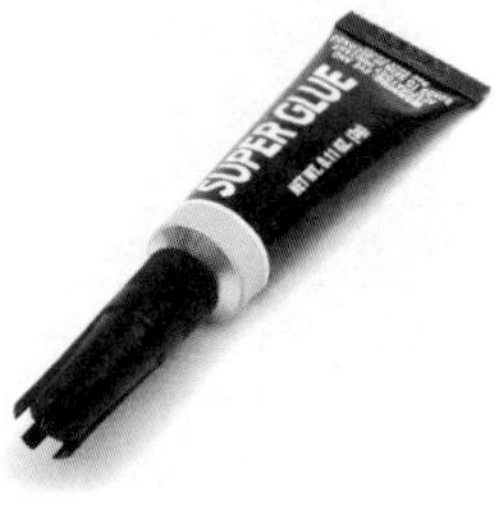

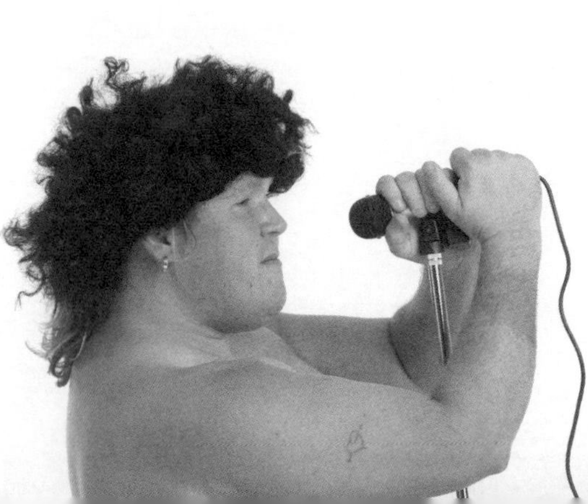

Hall da Infâmia: Viciados em Peruca

Para um careca orgulhoso da sua condição, usar peruca parece uma decisão que envolve uma trabalheira enorme em nome de um resultado que será no mínimo questionável. Mas você vai conhecer a seguir uma lista de traidores da comunidade dos pouca-telha que acreditaram que para continuar a ter cabelos (ainda que artificiais), todo esforço valia a pena.

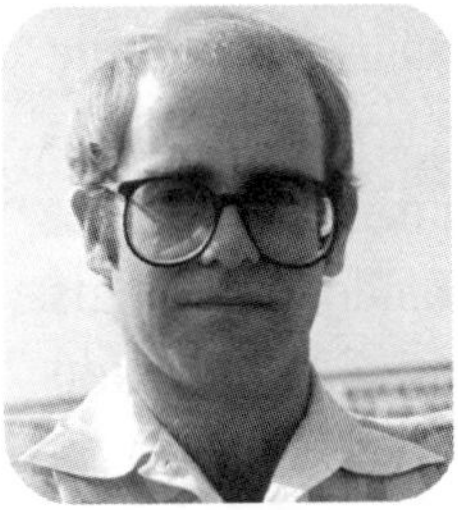

Elton John

O mundo inteiro acompanhou cada lance da batalha do cantor de pavio-curto contra a queda de cabelos ao longo dos anos 70 e 80, enfeitada por uma série interminável de chapéus, implantes e até uma peruca-escultura de quase um metro de altura. Hoje, entretanto, ele anda por aí com um modelo mais básico mesmo (e acho que não é exatamente com as *candles* que precisa se preocupar quando está *in the wind*).

Juízes

Por conta da tradição remanescente do século XVIII, os magistrados britânicos ainda são obrigados a ostentar a famosa perucona grisalha sempre que presidem julgamentos nos tribunais. Mas mesmo que a tentação de fazer alguma piada a respeito ("e aí, cachinhos grisalhos, está indo para a casa dos ursos?") seja quase irresistível, tente manter o bico calado para não ir parar no banco dos réus.

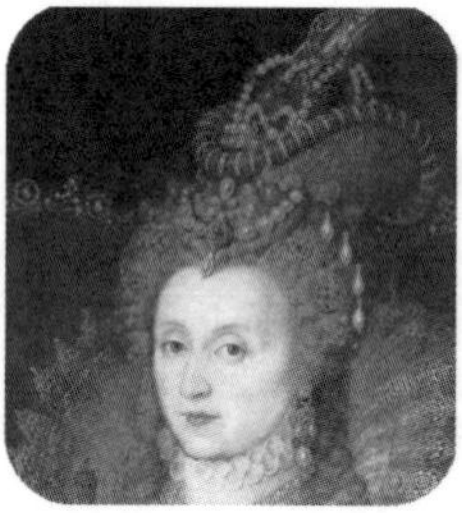

Elizabeth I

A Rainha Virgem (alguém aí consegue adivinhar o motivo?) adotou a peruca depois que perdeu todos os cabelos ao lavá-los com soda cáustica, e acabou lançando o acessório como moda entre as suas súditas britânicas nos idos de 1500.

Hoje em dia é difícil imaginar o mesmo tipo de *frisson* causado por alguma tendência lançada pela família real (e, pensando bem, é melhor que seja assim mesmo, senão todo mundo já estaria andando por aí com orelhas postiças para ficar igual ao príncipe Charles, dentões para imitar a Camilla e suásticas para ficar igual ao príncipe Harry).

Mary Stuart, da Escócia

A prima de Elizabeth também era uma fã das perucas. Dizem que quando foi decapitada, em 1587, o carrasco tentou erguer a cabeça para exibi-la à multidão e acabou só com a peruca na mão – o que, em termos de micos envolvendo perucas, deve ter sido ainda mais constrangedor do que você ficar sem a sua cabeleira ao ser atingido por uma rajada de vento.

Existem grupos étnicos com maior propensão para a calvície?

Realmente, já foi constatado que a ocorrência da calvície masculina padrão varia de acordo com as raças. Os índices mais altos estão entre os brancos, seguidos pelos das populações afro-caribenhas. Entre chineses e japoneses, a incidência é baixíssima. A calvície natural também é muito rara entre os índios americanos, embora algumas tribos tenham a tradição de raspar a maior parte dos cabelos da cabeça de qualquer maneira. É um alento, aliás, constatar a freqüência com que os homens se sentem impelidos a inventar a calvície onde ela não existe – essa é a maior prova de que o visual *zerado* é mesmo naturalmente mais atraente.

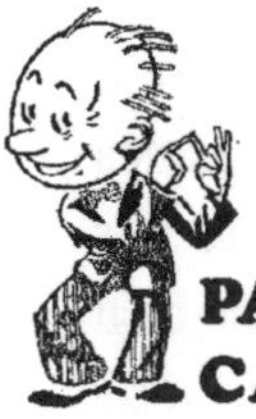

PARA FICAR CARECA DE SABER

Luís XIV

Baixinho e careca, o Rei Sol matava dois coelhos com uma cajadada só usando perucas volumosíssimas no topo. Se você também for do time dos que são vertical e capilarmente prejudicados, pode tentar resgatar essa moda (mas lembre que o sujeito era rei da França – ele podia mandar enforcar na mesma hora qualquer desgraçado que ousasse fazer piada com o seu visual).

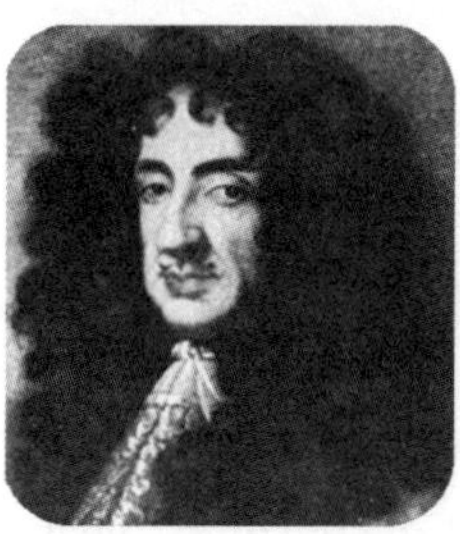

Charles II, da Inglaterra

Quando retomou o trono, em 1660, Charles lançou a moda das perucas pretas cacheadas entre os súditos ávidos por demonstrar a sua devoção ao rei. O mesmo estilo voltaria a ganhar adeptos mais de três séculos mais tarde, entre os fãs do rock ávidos por demonstrar sua devoção ao guitarrista Brian May.

Frankie Howerd

Embora comparações entre perucas e bichos mortos sejam bastante comuns, uma das poucas perucas que foram efetivamente tratadas como tal foi a do comediante inglês Frankie Howerd, enterrada no quintal de casa depois da morte do seu dono. Exumada alguns anos depois, a peça hoje pode ser vista em exposição em um museu, na antiga casa de Howerd, em homenagem ao ator.

Paul Daniels

O ilusionista era capaz de fazer o público acreditar que sua esposa e assistente estava realmente sendo serrada ao meio, mas sua peruca nunca conseguiu enganar ninguém. Depois de aturar anos de gozações nos tablóides, Daniels finalmente decidiu tirar a careca do armário, no final dos anos 80 – ele providenciou uma série de perucas cada vez mais curtas e ralas, até abandonar de vez o uso do acessório.

Humphrey Bogart

Fora das telas, a lenda dos cinemas estava mais para águia-careca do que para falcão maltês. A sorte de Bogart era que ele tinha os melhores maquiadores de Hollywood à sua disposição para garantir o aspecto natural da sua cabeleira falsa. E sorte nossa também, porque o emocionante final de *Casablanca* teria sido bem diferente se as hélices do avião tivessem mandado os cabelos do galã pelos ares enquanto ele se despedia de Ingrid Bergman.

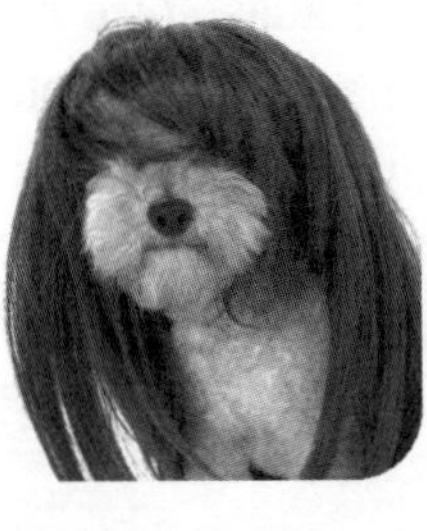

Ruth Regina

Ela não usava peruca e provavelmente o seu nome não quer dizer nada para os não-iniciados, mas Ruth Regina merece entrar no *hall* da fama por ter sido a primeira fabricante de perucas para cachorros da história. No site da criadora, **www.ruthreginawigs.com**, os donos dos bichos encontram desde cabeleiras ruivas cacheadas até um glamouroso cabelão castanho escorrido, passando por uma peruca loira com marias-chiquinhas. Se a moça pode ser acusada de ter gasto tempo e dinheiro para inventar um produto absolutamente inútil, o consolo é constatar que, pelo menos, os modelos caninos apresentados na internet não ficam devendo nada aos humanos adeptos do acessório – o resultado é igualmente ridículo.

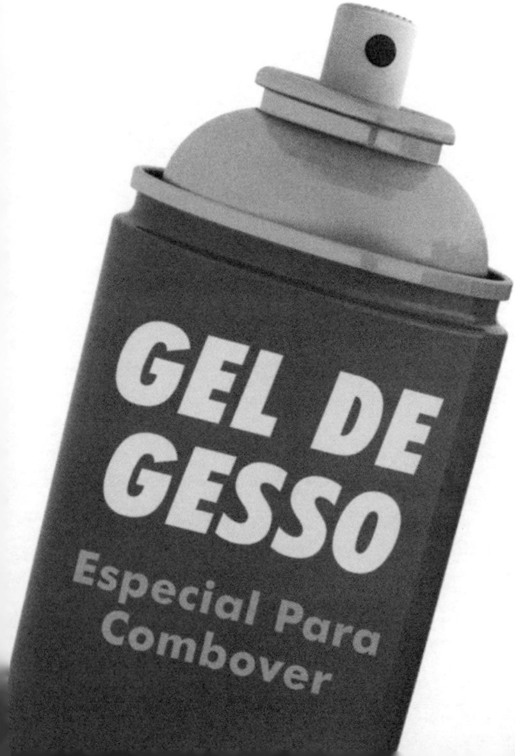
GEL DE GESSO
Especial Para Combover

A Questão do *Combover*

Muitos pouca-telha já consideraram a idéia de usar esse penteado para camuflar as suas cabeças peladas em um momento ou outro das suas vidas, e é fácil entender por que ele parece ser uma alternativa tão tentadora: você não precisa gastar dinheiro em perucas ou remédios, não precisa enfrentar a dor de uma cirurgia, e se por acaso uma ventania desarrumar tudo você sempre pode fingir que está a caminho de uma festa à fantasia vestido de Phil Oakey, vocalista do Human League.

O que acontece é que, na prática, dominar a arte do *combover* pode ser mais complicado do que parece. Mas não se desespere: siga o guia apresentado neste capítulo e logo, logo você vai poder desfilar por aí elegante como o Bobby Charlton.

Antes de qualquer coisa, será preciso decidir de que lado da cabeça você vai puxar as mechas. O seu cabelo é naturalmente repartido para a esquerda ou para a direita? Ele está mais cheio de um lado do que do outro?

Uma boa alternativa é puxar os cabelos de ambos os lados, fazendo um "encontro das águas" no alto do cocoruto, ou até mesmo partir para a variação do "*comb-back*", se você tiver sobrancelhas grossas o bastante para usar os fios delas puxados para cima da careca – mas esses estilos mais elaborados exigem prática e habilidade, e não devem ser experimentados pelos novatos.

A próxima decisão deverá ser de que altura da cabeça começar a puxar os fios. A grande tentação é trabalhar imediatamente ao lado da área falhada e tentar fazer o *combover* se passar por um cabelo repartido comum, mas quem optar por isso vai precisar ter o trabalho de reajustar o penteado à medida que a linha dos cabelos for recuando mais e mais.

O melhor mesmo é partir para o estilo Arthur Scargill e começar logo a puxar as mechas logo acima da orelha.

Enquanto conduz os fios de cabelo pela vasta planície nua da sua careca, aproveite para pensar de que forma vai fazer a fixação deles no cocoruto. Alguns homens gostam de lavar bem o cabelo com xampu e condicionador e fixá-lo no lugar com ajuda do secador, deixando-o com a textura vagamente parecida com a de um bicho de pelúcia. Mas os verdadeiros entusiastas da técnica acreditam que o *combover* só é legítimo quando os fios ficam emplastrados e colados ao couro cabeludo. Portanto, depois que você tiver terminado de esculpir os fios, promovendo, enfim, o reencontro entre o lado esquerdo e o lado direito do seu cabelo, será preciso finalizar aplicando um fixador adequado.

Um gel mais consistente, *mousse* ou *spray* devem dar conta do recado, embora haja registros de sujeitos que costumam recorrer à clara de ovo.

A desvantagem óbvia do *combover* é que ele só funciona enquanto ainda houver algum cabelo que possa ser esticado e puxado na cabeça. Mas o verdadeiro herói da resistência não desiste nunca: com a dose certa de planejamento e engenharia capilar, até mesmo a moitinha de fiapos mais mirrada pode fazer a volta na cabeça inteira.

Sentir medo patológico de carecas é uma doença?
O termo técnico para descrever pessoas acometidas pelo pavor intenso e inexplicável de carecas é "peladofobia" – não confundir com "carecofobia", que é simplesmente o preconceito contra os carecas. Ao contrário do *carecófobo* (que provavelmente morre de inveja dos cabeças-peladas, e por isso ataca com xingamentos e apelidos), o *peladófobo* tem um distúrbio que o leva a ter uma sensação de pânico sempre que se depara com um pouca-telha pela frente. O caso é claramente patológico, e cabe aos carecas tentar ajudar essas pessoas em vez de condená-las. Um dos tratamentos clássicos para as fobias é a "imersão", que consiste em cercar o paciente daquilo que ele mais teme até que o medo simplesmente vá embora. Se você tem algum peladófobo no seu círculo de relacionamentos, por que não se propõe a organizar para ele uma festa careca surpresa? É muito simples: reúna todos os pouca-telha que puder, mande todo mundo ficar escondido na casa do sujeito, e quando ele chegar vocês aparecem todos ao mesmo tempo comendo ovos cozidos, cantando músicas do Right Said Fred e exibindo fotos do Kojak. Vai ser tiro e queda.

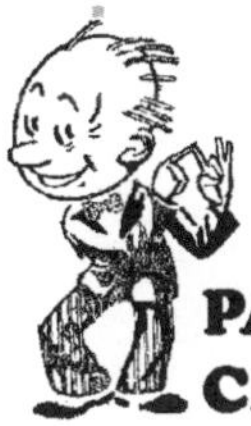

PARA FICAR CARECA DE SABER

Carequices

"Todo mundo nasce careca, *baby*."

Danny, no filme *Os Desajustados*

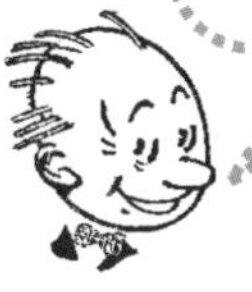

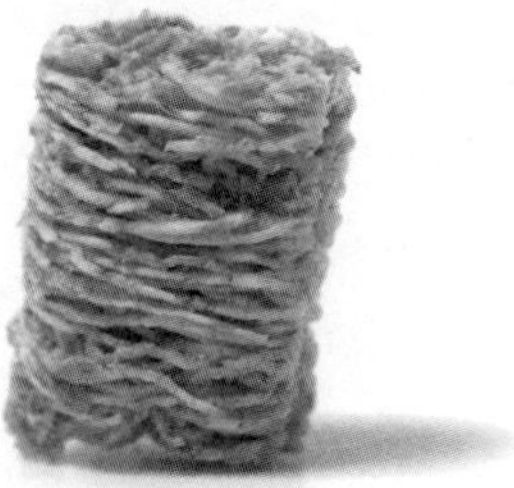

Hall da Infâmia: os Adeptos do Combover

O famigerado penteado rendeu algumas obras de construção capilar realmente impressionantes nas últimas décadas. Este capítulo é uma homenagem aos homens que conseguiram a solução para a sua calvície munidos apenas de um pente, um espelho e uma dose considerável de auto-engano.

Napoleão Bonaparte

Da mesma maneira que o apresentador Robert Robinson (veja tópico mais adiante), o general francês tentava resistir ao recuo progressivo da linha dos cabelos penteando os fios restantes para a frente, ficando com a aparência permanente de quem tinha acabado de ter a franja colada à testa por uma chuva muito forte. A diferença é que Bonaparte extravasava a frustração por exibir um penteado tão ridículo invadindo países como a Itália, Malta, Polônia e Rússia.

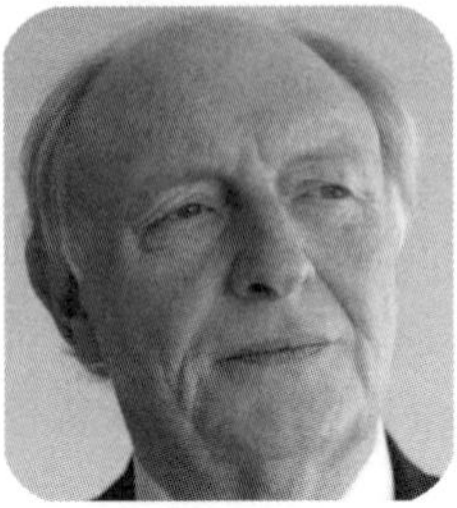

Neil Kinnock

Político famoso por tentar unir facções divergentes nos anos 80, tanto no Partido Trabalhista Britânico quanto na própria cabeça – e nos dois casos acabou tendo que constatar que a lacuna entre as partes era grande demais para produzir resultados convincentes.

Júlio César

Mais um líder invasor adepto do estilo *lambido para a frente*. Só que César disfarçava o ridículo nas aparições públicas adotando uma série de coroas de louros para desviar a atenção do público, recurso que mais tarde seria adotado também por Elton John.

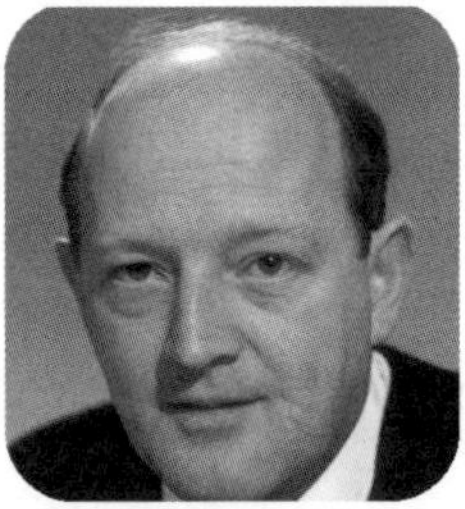

Robert Robinson

Imagens de arquivo comprovam que o estilo adotado pelo apresentador também era, tecnicamente, o do penteado para a frente (evitando, assim, a esquisita falha semicircular que o *combover lateral* costuma deixar às vezes). Mas qualquer que seja a classificação adotada, o que Robinson consegue no seu cabelo é inegavelmente uma obra impressionante de escultura capilar, quase vanguardista na sua artificialidade.

Jack e Bobby Charlton

O seu trabalho exige que você passe o tempo todo correndo e acerte um objeto esférico com a cabeça, muitas vezes sob condições climáticas adversas? Ora, por que não adotar, então, um penteado incapaz de resistir ao menor sinal de uma brisa? Isso não vai se transformar numa fonte tão grande de gozações que possa acabar ofuscando totalmente o seu sucesso profissional, vai?

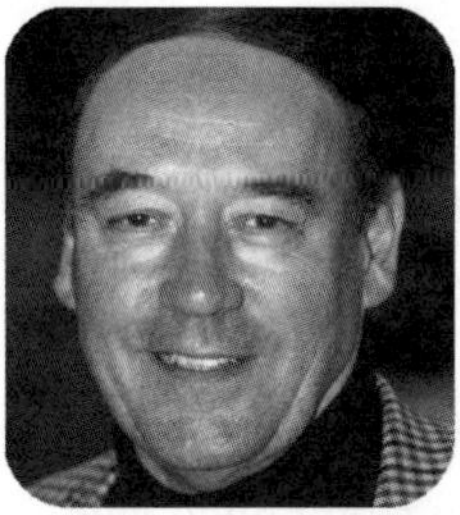

Desmond Morris

O etólogo e apresentador de TV declarou certa vez que a calvície era "um sinal para marcar o macho dominante na espécie humana", já que o seu aparecimento está relacionado às altas taxas de hormônios masculinos no organismo. O que não dá para entender muito bem é por que ele decidiu passar as décadas de 70 e 80 exibindo um *combover* mirrado e ensebado que só podia ser o sinal para marcar a idiotice do macho humano.

O Careca

Tecnicamente, esse personagem do humorístico britânico *Naked Video* deveria se chamar "o Homem *Combover*", porque boa parte dos seus esquetes girava em torno de tentativas pífias de manter os fiapos arrumados por cima da sua careca. A aparição mais famosa do personagem foi num comercial de cigarros em que ele lutava, em vão, para ajeitar o cabelo numa cabine de fotos instantâneas. Esse uso jocoso da calvície pela indústria tabagista levanta uma discussão interessante, porque afinal já há estudos indicando uma ligação entre o fumo e a perda de cabelos – o Careca certamente não deveria arriscar os parcos fiapos que lhe restavam na cabeça fumando.

Arthur Scargill

O imenso *combover* ruivo do ex-líder do Sindicato dos Mineradores britânico podia parecer um despropósito aos olhos dos mais ingênuos, mas tratava-se na verdade de uma poderosa ferramenta de manipulação política. "Olhem para mim", ele parecia dizer a cada um dos companheiros. "Essa coisa que eu trago na cabeça foi criada com anos de trabalho honesto. Eu não saí por aí desperdiçando dinheiro em perucas ou frascos de Minoxidil; tudo o que tenho eu criei arregaçando as minhas mangas, pegando no pente e dando duro pra valer."

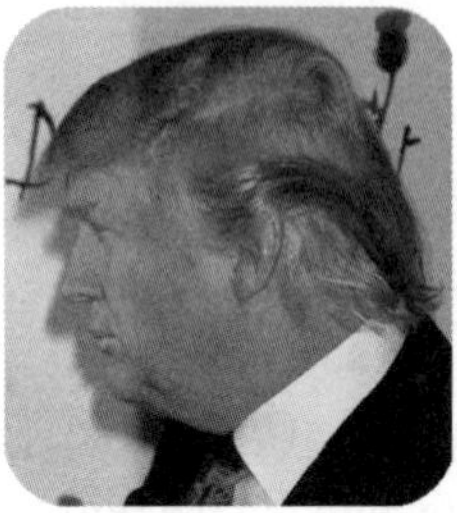

Donald Trump

Se você ainda quer a prova definitiva de que o *combover* é mesmo a melhor solução para a calvície, basta olhar para o Donald Trump. O sujeito tem dinheiro para pagar caminhões de qualquer remédio já inventado para combater o problema, mas em vez disso prefere ser visto em público com aquela bizarra nuvem de cabelo ralo pairando acima do couro cabeludo. Trump, que já perdeu a conta de quantas vezes proclamou o famoso "Você está demitido!" para os candidatos ao prêmio do seu programa de TV, *O Aprendiz,* pelo visto ainda não teve coragem de dizer a mesma coisa para o seu cabeleireiro.

Professores

Antes de surgir a moda das cabeças raspadas ou cabelos curtíssimos nos anos 90, um número extraordinário de professores acabava assumindo inadvertidamente o risco da opção pelo *combover.* Foi isso que levou à popularidade da brincadeira escolar conhecida como "Arrepia o Cara", que consistia em tentar deixar o professor tão irritado em sala de aula que os seus gestos extremados e tremores de nervosismo acabassem "destampando" o *combover* e deixando a sua careca mal camuflada exposta diante da classe. Vencia o aluno que conseguisse lançar o professor num ataque descontrolado de fúria *descabelante*. A brincadeira envolvia sérios riscos de suspensão e outros castigos, mas tudo valia a pena, em nome da diversão.

Rudolph Giuliani

O ex-prefeito de Nova York ficou famoso pela firmeza com que enfrentou o terrorismo internacional depois dos ataques do 11 de Setembro e também pela firmeza da massa de cabelos sobre a sua careca, que parecia fixada no lugar com cola industrial. Embora hoje em dia Giuliani já tenha sido convencido a abandonar o penteado por seus conselheiros de estilo, nós jamais nos esqueceremos da maneira como ele se depositava inabalável na sua cabeça – um verdadeiro símbolo da liberdade individual que os povos ocidentais têm para se expor ao ridículo da maneira que desejarem.

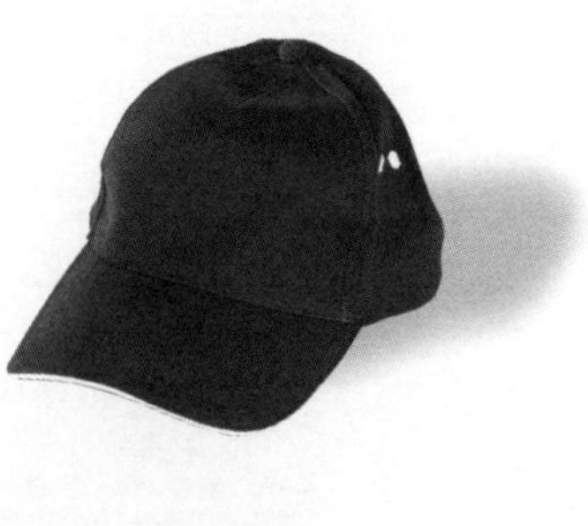

Chapéu Pra Que Te Quero

Embora manter a cabeça permanentemente coberta por esse acessório seja considerado falta de educação (além de ser uma maneira vergonhosa de tentar negar a própria calvície), existem momentos de sol escaldante ou de chuva torrencial em que o chapéu é mesmo o melhor amigo da careca. Confira aqui uma lista de opções estilosas para o pouca-telha antenado com as tendências da moda.

Boné

É a escolha mais popular entre os carecas hoje em dia. Embora eles sejam uma alternativa barata e fácil de achar, usar boné pode fazer com que você seja acusado de estar tentando parecer mais descolado e mais jovem do que é na verdade. O caso mais ruidoso de acusação ocorreu em 1997: depois de ser flagrado num parque temático com um boné na cabeça, o então candidato a primeiro-ministro William Hague foi ridicularizado por tentar conquistar o eleitorado jovem a qualquer preço. Mas o pobre Hague não merecia essa hostilidade toda – tentar proteger a careca na descida do toboágua não é nem de longe a mesma coisa que comprar um iPod e fingir que *rap* é a forma de música mais genial que já inventaram.

Em última instância, o que vai determinar se o uso do boné é aceitável ou não são as circunstâncias envolvidas. Usar um modelo liso num dia de sol forte, por exemplo, é perfeitamente compreensível. Mas sair por aí envergando um Von Dutch falsificado com a aba entortada num ângulo exato de 45 graus e o cós da cueca aparecendo, estalando os dedos e repetindo "falô, mano" já fica meio ridículo.

Bandana

Acessório popular entre lutadores de *telecatch*, roqueiros das antigas e lavradores da Europa Oriental, a bandana pode parecer uma opção atraente para os cabeças-peladas. Mas tenha cuidado ao escolher onde usá-las. Em algumas cidades americanas, a cor da bandana sinaliza a participação em determinadas gangues, e você pode se transformar inadvertidamente num alvo para os membros da gangue rival. Tudo bem que as bandanas são baratas e camuflam bem a careca, mas nem por isso vale a pena arriscar a vida só para usar uma.

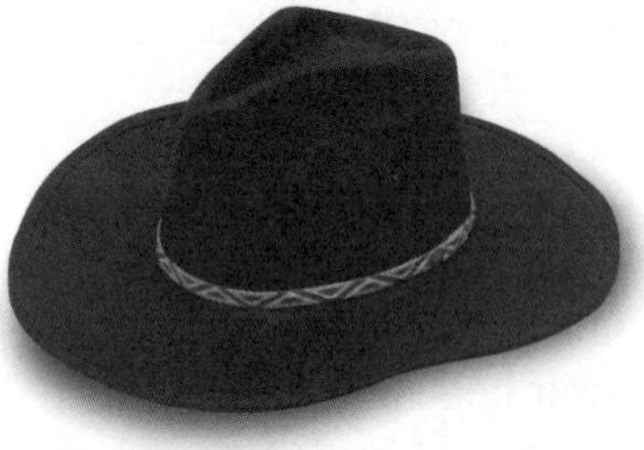

Chapéu de caubói

Um fã do gênero bangue-bangue talvez sinta vontade de vestir sua careca com um legítimo Stetson. Mas saiba que o acessório pode ter conotações diferentes, dependendo do local onde você o exiba. Se usado para prestigiar a noite de quadrilha no seu bar preferido, o chapéu de caubói sinaliza só que você é fã de música *country*, mas envergado em determinadas regiões *alegres* da cidade, principalmente acompanhado de camiseta justíssima e sobrecalças de couro, o chapéu se transforma num emblema do "solteiro convicto", se é que você me entende.

Boina

Infelizmente, a boina é um acessório que não costuma gerar o efeito desejado por quem a escolhe. Você pode até sair de casa se achando o próprio soldado das Forças Especiais, mas quem o vir desfilando pela rua só vai achar que está parecido com... um francês. E não é possível que você tenha tanta vergonha da sua careca a ponto de preferir se parecer com *isso* a sair com ela à mostra, não é mesmo?

Capuz

Em vez de ter o trabalho de sair para comprar um chapéu, você pode simplesmente puxar para cima o capuz do seu casaco e pronto. Mas fique sabendo que esse ato aparentemente simples implica algumas desvantagens. Para começar, pode ser que alguém acuse você de estar querendo parecer mais descolado do que é na verdade. Ou, se for à noite, as pessoas caminhando na calçada à sua frente poderão confundi-lo com um assaltante. E (talvez o mais grave de todos) você também corre o risco de tentar ser abraçado pelo David Cameron. Portanto, amigo, a praticidade do capuz é enganosa: melhor exibir a sua careca descoberta do que ficar dando mole por aí.

Do-rag

Se você acha que o boné não é o bastante para compor um *look* suficientemente urbano, pode aderir a essas redinhas de náilon que caíram nas graças de *rappers* da pesada como o 50 Cent. Originalmente criadas para proteger e manter no lugar os penteados afro, as *do-rags* andam cada vez mais populares e podem parecer uma opção tentadora para carecas ansiosos por se enturmar com os manos e as minas do pedaço – mas, a menos que você esteja pretendendo adotar o figurino completo, com direito a jeans de cintura baixa, tênis branco do mesmo modelo usado no presídio e mais penduricalhos de ouro do que o Jimmy Savile, tente resistir bravamente.

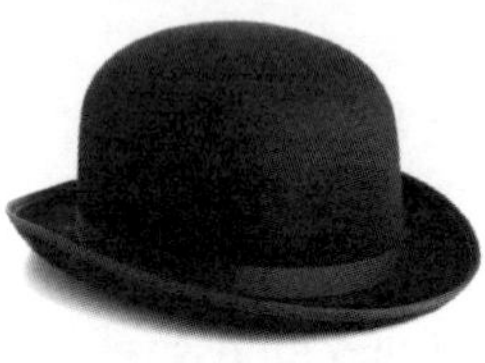

Chapéu-coco

Se você acha que desfilar por aí de boné ou capuz é passar atestado de adolescente fora de época, uma boa idéia é adotar a tática oposta e criar um visual saído diretamente do século XIX. Já faz tempo que o chapéu-coco caiu em desuso, mas nada impede que você tente resgatar essa moda – se for nas ruas da Inglaterra, a iniciativa certamente vai fazer um sucesso estrondoso com os turistas americanos, que invariavelmente desembarcam em Londres achando que vão encontrar gente envergando chapéus e bengalas à moda antiga por todo lado.

Chapéu de caçador

Se você não agüenta mais ser chamado de Kojak, nem experimente este. Mas ele costuma funcionar bem para os fãs do Sherlock Holmes. Além de ter o rosto, a nuca e as orelhas protegidos de uma vez só, você vai ser a primeira pessoa que todo mundo se lembrará de chamar para ajudar naqueles casos de assassinatos misteriosos que nem a polícia consegue solucionar.

Cartola

Agora, sim! Se é para usar chapéu, que seja logo o modelo mais chamativo de todos. Embora pouco comum hoje em dia, o uso da cartola era amplamente aceito no século XIX. Basta dizer que Abraham Lincoln não tirava da cabeça uma tão alta que foi apelidada de "Chaminé", e mesmo assim deixaram que ele comandasse um país. É verdade que encaixar a cartola num visual moderno talvez não seja a tarefa mais fácil do mundo, mas se até o Slash, do Guns N' Roses, conseguiu você vai tirar de letra.

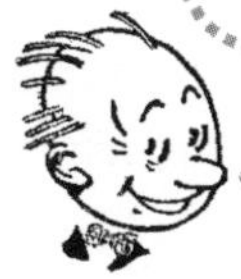

Carequices

"Calvo como o topo das montanhas mais altas sabe ser, com uma calvície cheia de altivez."

Matthew Arnold, poeta e crítico

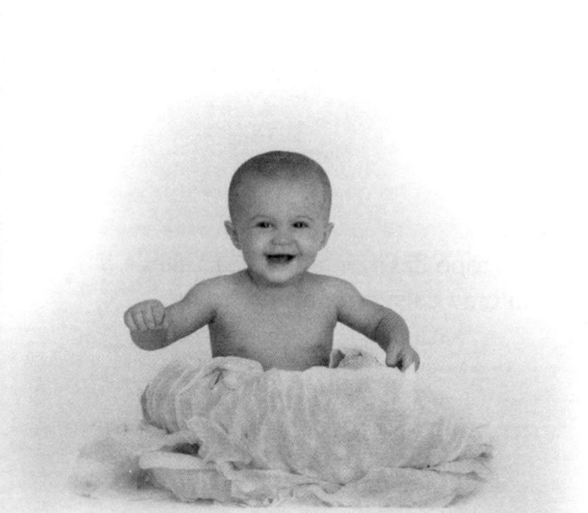

Hall da Fama: Carecas que Marcaram a Nossa Infância

Nem todos os carecas nasceram para se tornar imortais, como Aristóteles ou Shakespeare. Neste capítulo nós vamos homenagear alguns cabeças-peladas que brilharam por pouco tempo – mas ainda assim ganharam um espaço cativo na nossa memória afetiva.

Bod

Velho conhecido de quem foi criança na Inglaterra dos anos 70 e 80, o personagem fez sucesso com o estilo minimalista de animação muito antes dos criadores de *South Park* sequer terem nascido. O maior mistério de Bod era a sua cabeça totalmente pelada – ele parecia crescido o suficiente para já ter cabelos e novo demais para ser careca, e no tranqüilo mundinho lisérgico que habitava certamente não havia nada capaz de provocar tanto estresse a ponto de fazer os seus cabelos caírem (se bem que devia ser meio perturbador mesmo ter que conviver com um sapo chamado Alberto e a sua banda de animais cantantes).

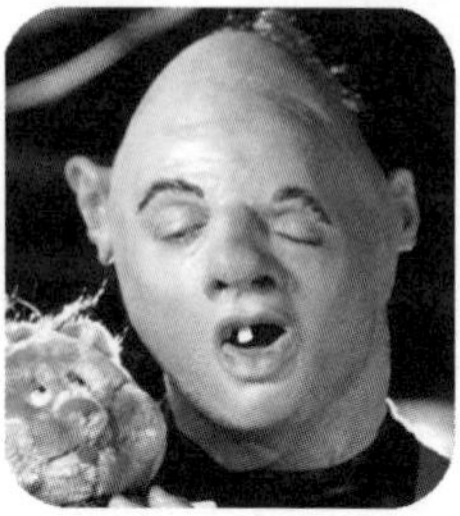

Sloth, de *Os Goonies*

Apesar de ter assustado as crianças no início, Sloth acaba mostrando que tem bom coração e ensinando à turminha do filme que não se deve julgar ninguém por conta das suas deformidades físicas. O motivo era muito nobre, claro, mas eles precisavam ter incluído a calvície na tal lista de deformidades? Só por causa disso, carecas com os olhos caídos e orelhas de abano até hoje têm que aturar ser apelidados de "Sloth".

'Bullet' Baxter

O severo professor do seriado infantil *Grange Hill* tinha uma barba cheia e a cabeça pelada, parecendo que alguém havia desenhado o seu rosto ao contrário. Foi por causa do personagem que apareceu uma brincadeira popular entre as crianças da década de 70, de usar bolas de futebol furadas na cabeça para fingir que eram carecas e imitar Baxter.
Um dado interessante é que o termo "bullet" hoje é usado pelos americanos para se referir ao cabelo comprido atrás com entradas pronunciadas na parte da frente – mas isso vem de uma contração entre os termos "bald" (careca) e *mullet,* e não tem nada a ver com nenhum culto ao calvo professor da ficção.

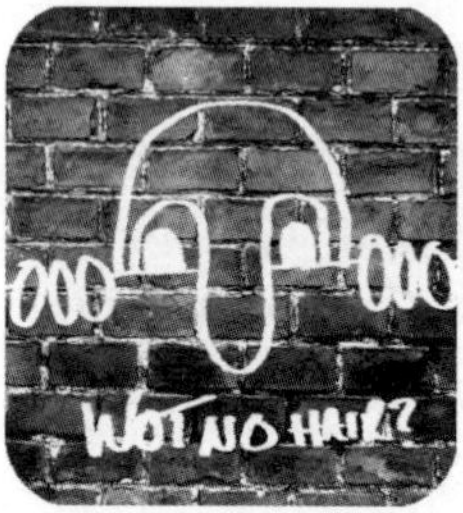

Chad

Esse foi o nome dado pelos britânicos ao personagem careca e narigudo que, sempre surgindo de trás de um muro, chegou a ser o segundo desenho mais freqüente nas pichações feitas no país (logo depois do tradicional pau acompanhado pelo par de bolas). Chad no geral aparecia junto com alguma inscrição do tipo "Wot, no bread?" (Como é que é? Não tem pão?!), e foi muito usado nos anos do pós-guerra como uma maneira de protestar contra os racionamentos. Hoje ele está praticamente esquecido, imortalizado apenas pelas mãos de crianças rebeldes o bastante para rabiscar nas paredes, mas que não têm coragem suficiente para fazer desenhos obscenos.

Charlie Brown

Apesar de o seu criador Charles M. Schultz insistir que o *Minduim* não era careca, e sim tinha os cabelos muito claros e finos, muita gente interpreta o ar permanentemente cabisbaixo e o famoso suspiro seguido do "mas que puxa!" como sinais de que o personagem devia sofrer de alopecia provocada por estresse.

Mestre dos Magos

Baixinho e careca, ele aparecia no desenho *Caverna do Dragão,* dos anos 80, dando conselhos sempre enigmáticos a um bando de adolescentes americanos lançados numa dimensão paralela por uma montanha-russa desgovernada. Além de fornecer ao mundo mais um apelido infame para importunar os calvos, o Mestre dos Magos ensinou uma geração inteira a ver sabedoria e profundidade nas palavras de sujeitos baixinhos e carecas, por mais sem sentido que elas pudessem parecer a princípio – o que talvez ajude a explicar por que tantos deles foram promovidos a cargos de chefia daquela época para cá.

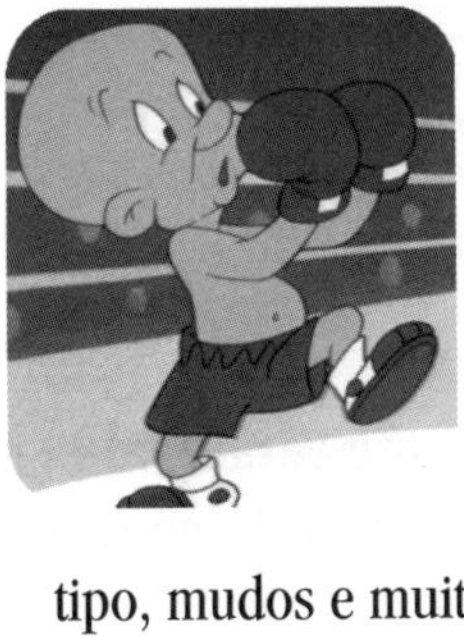

Hortelino Troca-Letras

O astro da Turma do Pernalonga nunca deixou que a sua calvície ou os seus problemas de fala atrapalhassem a carreira de caçador de coelhos. O que atrapalhava mesmo era a insistência em perseguir sempre o mesmo coelho nova-iorquino metido a espertinho em vez de caçar os do outro tipo, mudos e muito mais dóceis, encontrados aos montes em qualquer região rural.

Hufty

Lésbica careca que apresentou a série da BBC *The Word.* Não confundir com Tufty, o esquilinho das campanhas de educação no trânsito dos anos 60, que era heterossexual (se bem que aquela amizade que ele tinha com o Willy Doninha era meio esquisita...).

Pac Man

Provavelmente a falta de cabelos do ícone dos fliperamas dos anos 80 teve mais a ver com as limitações tecnológicas da época do que com uma decisão ideológica, mas isso não impede que ele seja cultuado até hoje entre carecas do mundo todo. Batizado originalmente como "Puck Man", no Japão, ele mudou de nome quando foi para os Estados Unidos combater vilões sob a forma de fantasminhas toscos. Rapidamente o Pac Man se transformou em sucesso mundial e influenciou toda uma geração, levando os jovens que hoje freqüentam as *raves* a acreditar que diversão é zanzar por aí ao som de bipes repetitivos engolindo uma pílula atrás da outra.

Mekon

Arquiinimigo do herói dos quadrinhos Dan Dare, o Mekon era o líder dos Treens do Hemisfério Norte de Vênus e tinha uma imensa cabeça verde. Até hoje, carecas com a testa especialmente proeminente recebem o apelido de "Mekon". O termo foi usado pelos rivais tanto do candidato a primeiro-ministro William Hague quanto do técnico de futebol Sven-Göran Eriksson, para fazer gozações com as suas carecas.

Michael Fish

O homem do tempo da BBC nunca recorreu a chapéus ou perucas para disfarçar sua cabeça pelada em público, mas isso talvez tivesse uma razão de ser. Como ficou claro para os britânicos logo antes da grande tempestade de 1987, o sujeito nunca teve muito talento mesmo para prever a chegada de fortes vendavais.

Os Homens-Toupeira

Na série da Marvel, o Super-Homem descobre debaixo da terra uma raça de criaturas baixinhas, com cabelos ralos e quase cegas, chamadas homens-toupeira. É claro que eu não acredito naquela bobagem que dizem a respeito de uma certa atividade provocar atraso no crescimento, queda de cabelos e cegueira, mas se por acaso ela for verdade, eu prefiro nem imaginar o que esses sujeitos deviam estar aprontando antes de o Super-Homem chegar lá embaixo...

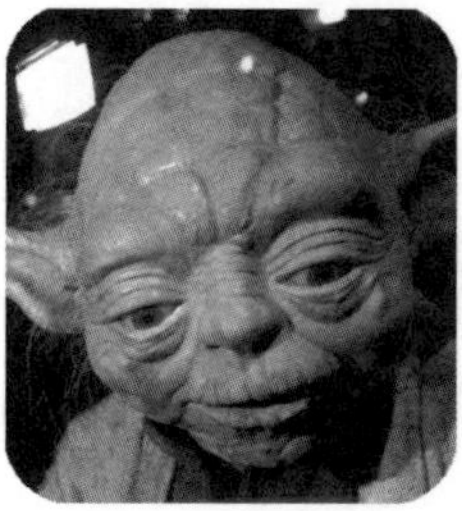

Yoda

A careca verde do Mestre Jedi está em todos os filmes da saga de *Guerra nas Estrelas,* menos no primeiro (ou *Episódio IV: Uma Nova Esperança,* como preferem os *nerds*). Graças à sua popularidade, o nome de Yoda é usado até hoje como xingamento contra carecas baixinhos, que devem estar sempre preparados para retrucar à altura, dizendo: "Dar um soco bem no meio da sua cara se não calar essa boca agora mesmo eu vou".

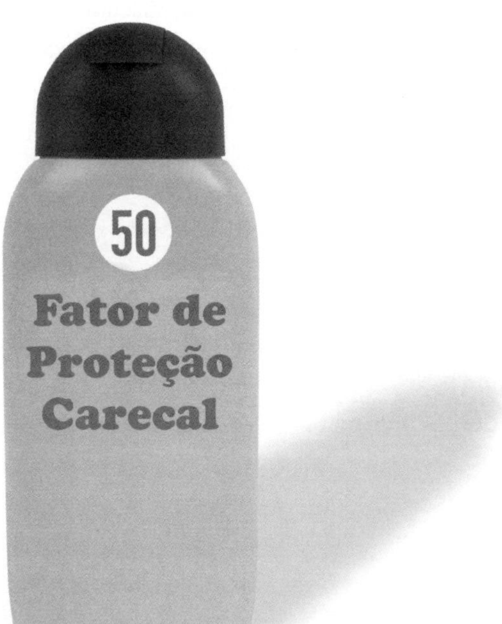
50
Fator de
Proteção
Carecal

O Ministério da Saúde Adverte

Infelizmente, exibir uma bela careca envolve alguns riscos para a saúde maiores do que os de levar os tapões sucessivos aplicados por bandos de fãs enlouquecidos do Benny Hill. Sair com a cabeça desprotegida ao sol, por exemplo, deixa você mais exposto à ação dos raios ultravioleta e ao risco de câncer de pele – lembre-se sempre de mantê-la coberta nos dias mais quentes. Mas isso obviamente não quer dizer que você precise pagar o mico de recorrer a perucas ou ao famigerado *combover* – um chapéu já está ótimo. Desde que o chapéu em questão não seja um desses bonés com inscrições engraçadinhas como: "Fiscal de bronzeado"; "Troco esposa por cerveja" ou "Eu não estou pensa como você bêbado".

Se você for um daqueles militantes pró-calvície mais radicais, que se recusam a cobrir a careca, é bom lembrar-se pelo menos de besuntá-la com um filtro solar poderoso. Por garantia, use um FPS 50 –

principalmente se tiver raspado a cabeça há pouco tempo. Se estiver na praia, piscina ou parque, reaplique o creme diversas vezes ao longo do dia – a idéia é que a sua cabeça fique o tempo todo tão brilhante que obrigue as pessoas a usarem óculos escuros para sentarem ao seu lado. Mas de qualquer maneira é sempre melhor procurar abrigo nas horas mais quentes, aquele período do dia em que os moradores locais vão descansar à sombra e deixam a praia só para os veranistas bêbados que continuam esturricando debaixo do sol. E, pelo amor de Deus, nunca pegue no sono quando estiver com a careca ao sol! Os gozadores já têm munição demais para importunar você – não arrume mais material ainda para os caras ficando vermelho como um pirulito de cereja.

E, por falar em proteção para a careca, quem tem calvície deve evitar também passar tempo demais na câmara de bronzeamento artificial, que pode machucar a pele sensível do couro cabeludo. Se bem que eu não consigo imaginar por que um careca iria querer fazer bronzeamento artificial... Ou será que por acaso você está a fim de virar uma mistura de Homem-Biscoito, do Shrek, com o Laranjito, da Copa de 82?

Hall da Fama: Carecas do Barulho no Mundo da Música

Das cabeleiras polêmicas do quarteto de Liverpool às esculturas capilares mirabolantes ostentadas pelo pessoal do A Flock of Seagulls, não faltam provas de que, no mundo *pop*, o cabelo conta tantos pontos quanto a música em si. Mas isso quer dizer que os carecas estão excluídos do universo das bandas? De maneira nenhuma. Alguns astros da música já perceberam que, para ter um penteado de destaque, muitas vezes a regra que vale é a do "menos é mais".

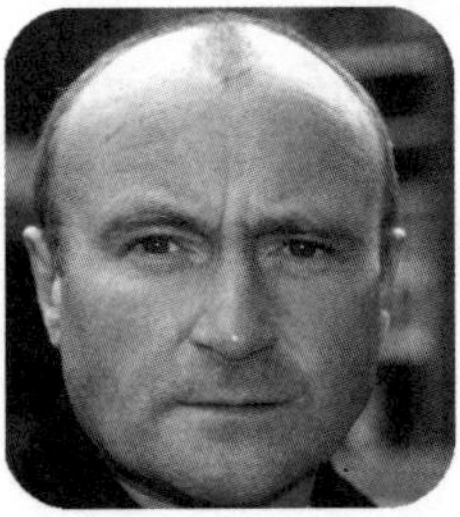

Phil Collins

A quantidade de cabelos na cabeça do líder do Genesis sempre foi diretamente proporcional ao estilo progressivo da sua música. Se quem está em cena é o Phil Collins cabeludo, você pode esperar letras falando de dragões e longos solos instrumentais; quando o careca sobe ao palco, prepare-se para ouvir baladas sobre divórcio e o problema dos sem-teto. O cantor perdeu primeiro os cabelos na região das têmporas, ficando apenas com uma tirinha de fiapos lembrando o famoso "bigodinho" feminino esculpido com cera quente nas cabines de depilação à brasileira (nada mais apropriado, portanto, que justamente nessa época o Genesis tenha lançado a canção "The Brazilian").

Isaac Hayes

O astro careca do *soul* tinha tanto orgulho da sua cabeça pelada que decidiu exibi-la em destaque na capa do seu álbum *Hot Buttered Soul*, apontado como um clássico do gênero. Hayes também é ator, e seu trabalho mais conhecido foi ter feito a voz do personagem Chef no desenho animado *South Park* até 2005, quando se ofendeu e pediu para ser afastado da equipe, depois que eles criaram um episódio tirando sarro da sua religião, a cientologia. O interessante é que Hayes nunca protestou contra o viés claramente *carequista* presente na construção do personagem Sr. Garrison.

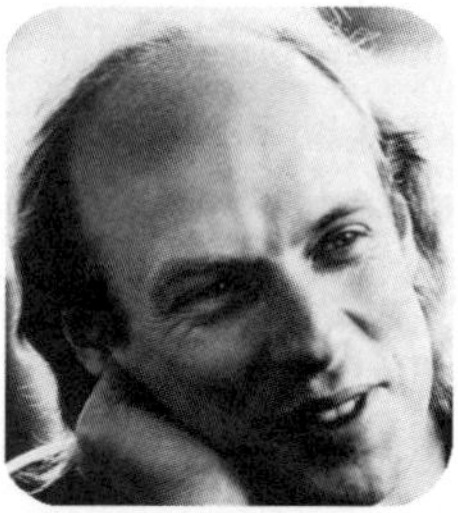

Brian Eno

O rock não seria o mesmo sem o pioneiro do estilo *ambient*, produtor de talento e astro da banda Roxy Music, Brian Eno. O cara é tão bom, mas tão bom, que ele até conseguiu combinar um cabelo rareando na frente e comprido atrás com um rosto maquiado nos anos 70 sem que ninguém fizesse sequer um comentário maldoso a respeito. Mas, atenção, não tente fazer a mesma coisa. Só porque ninguém fez piada na edição de 1972 do *Top of the Pops*, isso não quer dizer que você possa sair para trabalhar incólume com um visual desses no centro da cidade hoje em dia.

Os carecas do *techno*

As pistas de dança sempre foram um dos ambientes mais prolíficos para os carecas da música. Orbital, Fatboy Slim, Moby e Karl Hyde, do Underworld, seguem desafiando as fronteiras da música eletrônica enquanto a calvície desbrava as fronteiras do seu couro cabeludo. Pensando bem, depois que o careca sorridente Smiley foi adotado como um dos ícones do movimento nos primórdios da cena das *raves*, faz mesmo sentido que o gênero musical tenha atraído tantos pouca-telha.

Four Bitchin' Babes

Embora elas próprias tenham bastante cabelo, as moças do quarteto de música *folk* nos deram em 1993 um dos hinos de apoio aos carecas mais explícitos de que se tem notícia. Na canção "Bald Headed Men" elas contam que preferem os cabeças-peladas porque eles são mais sinceros do que os "rapazes de cabelão", e também porque "se aceitam como são". Mas por mais que você se sinta tentado a escolher a canção como trilha sonora para um momento especial da vida, como a primeira dança da sua festa de casamento, lembre que existem outras músicas bem menos bregas e que passam praticamente a mesma mensagem, como "The Shining", do Baldy Drawn Boy, "Shine On", do The House Of Love, e "I'll Be Your Mirror", do Velvet Underground.

Sinead O'Connor

A moça chocou as cabeças inglesas mais conservadoras e ganhou o apelido de "Skinhead O'Connor" quando resolveu raspar os cabelos no final dos anos 80. E provocou um choque ainda maior com o episódio em que rasgou uma foto do papa João Paulo II numa transmissão ao vivo da TV americana, em 1992. O segundo escândalo provocou polêmica entre os carecas, divididos entre dar seu apoio à calva por opção O'Connor ou se manter fiéis ao papa, que era um pouca-telha natural mas andava o tempo todo com a cabeça coberta.

Britney Spears

Quando a *enfant terrible* do pop resolveu raspar a cabeça, em 2007, o fato ganhou mais atenção da mídia que a maior parte das guerras internacionais. E em meio a todo o blablablá que se seguiu, de gente conjecturando se o ato teria sido um pedido de ajuda ou um movimento de repúdio à sua imagem pública construída para gerar lucro, ninguém parou para pensar que talvez a moça simplesmente tenha se dado conta de que o visual *zerado* era mais *sexy* e ponto.

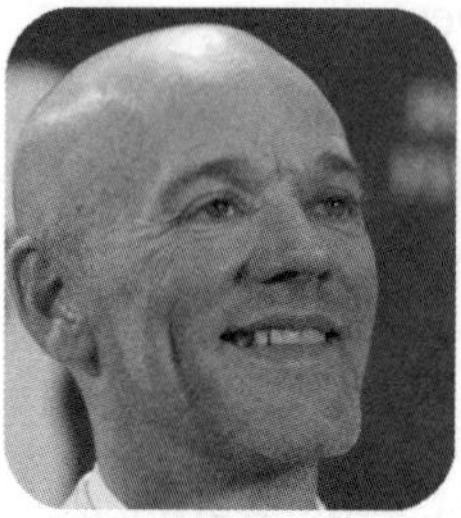

Michael Stipe

Um verdadeiro Sansão do rock alternativo, o líder do REM lançou clássicos como *Out of Time* e *Automatic for the People* quando ainda tinha suas melenas no lugar, mas depois de raspá-las conseguiu fazer apenas o fraco *Monster*. Ironicamente, Stipe gravou "Shiny Happy People" quando ainda era cabeludo, mas se recusa a incluir a música nos shows que faz hoje em dia (talvez porque agora o título da canção tenha passado a tocar num assunto pessoal demais).

O Elvis Careca

Só em 2006, o imitador pouca-telha Geraint Benny foi ameaçado de morte três vezes por fãs extremados do cantor que o acusaram de estar desrespeitando a memória do Rei do Rock. *Hmm*. Vamos ver se eu entendi direito então, fãs do Elvis: subir ao palco de malha branca estando ridiculamente obeso vale, mas ser careca é desrespeito?!

Right Said Fred

O estilo dos irmãos Richard e Fred Fairbrass pode ser classificado como "Barbie pouca-telha". No palco, eles valorizam ainda mais o visual *zerado* se apresentando ao lado do guitarrista Rob Manzoli, que ostenta um equivocadíssimo *mullet* cacheado.

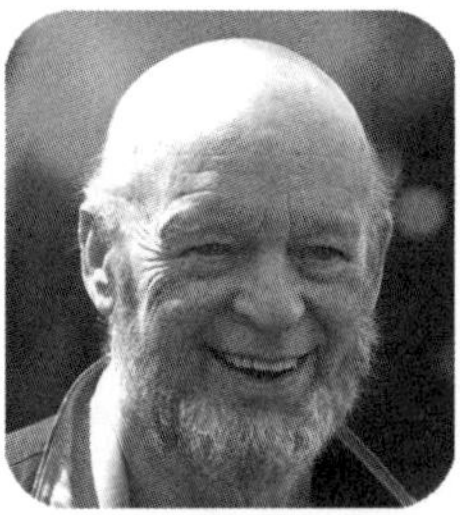

Michael Eavis

Embora não possa ser classificado tecnicamente como um astro *pop*, o organizador do Festival de Glastonbury merece estar na lista por causa da sua contribuição significativa para o mundo do rock – e também pela contribuição igualmente significativa para diversificar as tendências de estilo para os carecas. Com a sua barba sem bigode, ele é a cara daqueles desenhos que, dependendo do lado que você olhar, podem ser de um sujeito cabeludo com uma papada ou de um careca barbudo.

Carequices

"Eu quero mergulhar a minha cabeça no óleo e esfregar no seu corpo todinho."

George, num episódio de *Seinfeld*

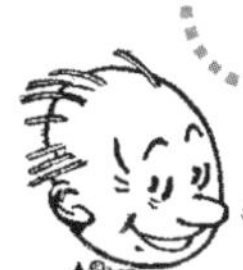

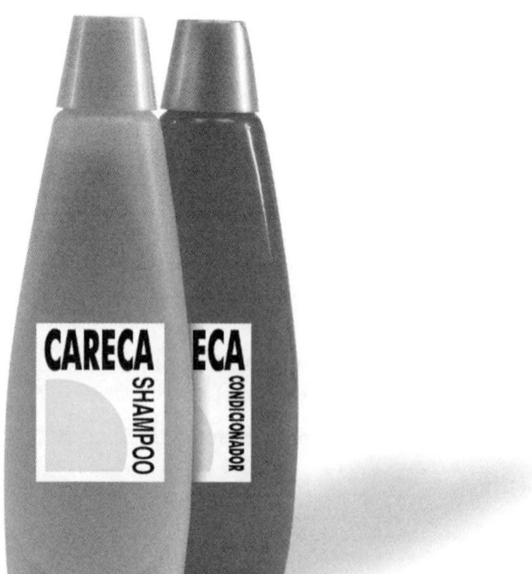
CARECA
SHAMPOO
ECA
CONDICIONADOR

Piadas de Careca que Você não Agüenta Mais Ouvir

Já se foi o tempo em que manifestos de *carecofobia* do calibre dos exibidos no programa do Benny Hill eram aceitos normalmente como formas de entretenimento popular, mas as piadinhas e gozações ainda continuam ecoando por toda parte. Não se surpreenda se você ouvir por aí tiradas *originais e espirituosas* girando em torno de algum dos temas listados a seguir.

A sua careca está ofuscando as pessoas

É a gracinha preferida das esposas, namoradas e companhia, que ainda usam as mãos para fingir que protegem os olhos ofuscados pelo brilho da sua cabeça. Mas nem original a piada consegue ser. Nos idos de 1380, Chaucer já escreve sobre a cabeça calva de um monge que "brilhava como um espelho", nos seus *Contos de Cantuária*. E, mais recentemente, em 1987, a dupla Chas & Dave cantou sobre como a careca do jogador de sinuca Willie Thorne deixa os rivais tão ofuscados que eles acabam errando as jogadas, no *single* "Snooker Loopy". Até hoje, às vezes a letra ainda é lembrada nos bares de sinuca ingleses, por sujeitos que não têm vergonha de sair por aí citando Chas & Dave.

A sua careca pode servir como espelho

Ainda explorando o tema da cabeça brilhante, alguns gozadores insinuam que o seu couro cabeludo é como uma superfície espelhada onde eles podem se olhar e (ó ironia) ajeitar os próprios cabelos.

A sua cabeça faz barulho de vidro sendo polido

Os piadistas fingem que estão dando polimento na sua careca e imitam com a boca aquele barulhinho agudo que a flanela faz no vidro da janela – o que eles nunca explicaram é por que o couro cabeludo pelado produziria o tal barulho e outras partes sem pêlos do corpo, não.

O seu rosto está ficando mais comprido

É uma forma menos direta dos metidos a humoristas chamarem atenção para o fato de o seu cabelo estar mais ralo. Eles dizem: "Você já reparou que seu rosto cresceu? Nossa, ele está chegando até aqui!", ou: "Por que você está com essa cara comprida?".

A prateleira do box do seu chuveiro vive vazia

Em 1989, na campanha de lançamento de um produto do tipo "2 em 1", que combinava xampu e condicionador, o *slogan* dizia: "Entrar no chuveiro com dois frascos? Que nada, eu uso Wash & Go!". Isso deu munição para os piadistas amadores do país todo criarem mais uma gozação "hilária" para atacar os carecas: "Entrar no chuveiro com dois frascos? Que nada, o (complete com o nome do careca) não usa nenhum!".

Você não freqüenta o barbeiro nem compra produtos para o cabelo

O que leva a perguntas em tom sarcástico: "Que condicionador você usa, cara?", ou: "Me dá o endereço do seu barbeiro?".

Você não pode arrancar os cabelos

Os gozadores adoram importunar os carecas usando expressões que fazem referências a cabelos. Assim, é bem possível que você ouça que "não precisa arrancar os cabelos" quando estiver nervoso por conta de um problema no escritório, ou que a novidade que vão contar vai te deixar de "cabelo em pé" ou fazer você "se descabelar de ódio". E quando você pedir que parem de atormentá-lo com isso, ainda vai ter que aturar um: "Que foi, cara? Seu cabelo resolveu não colaborar hoje?".

Você usa um penteado de bebê

O comentário é muito comum quando as pessoas são apresentadas ao seu filho pequeno. "Ah, ele tem o cabelinho do pai", as titias engraçadinhas vão dizer.

Um careca que costumava ser muito atormentado com esse tipo de comparação era Winston Churchill, por causa do rosto redondo e bochechudo. Contam que certa vez, ao ouvir a gracinha de uma mulher que o comparou com o filho pequeno, ele respondeu educadamente: "Senhora, todos os bebês se parecem comigo" – quando na verdade deve ter sentido vontade de dizer: "Sei, sei, como se eu já não tivesse ouvido isso *oitocentas vezes*".

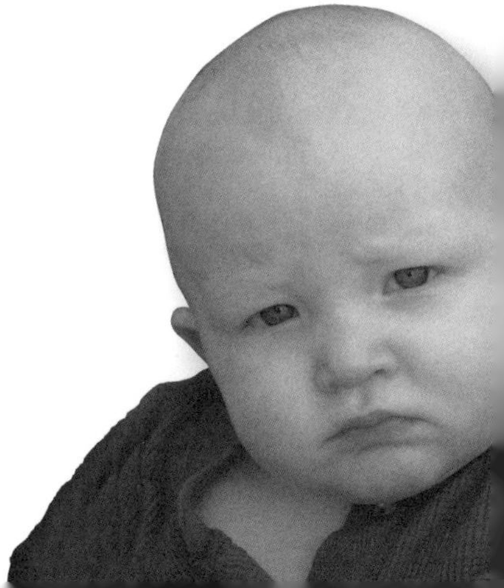

Você não gosta que usem o termo "careca"

"Ele não é careca", as pessoas dizem, num tom jocoso de correção política, "é capilarmente prejudicado". Ou então "capilarmente diferenciado", "não pode usar pentes", "involuntariamente tosado". Ou dizem, ainda, que você é alguém com "opções restritas de penteados", ou que em vez de ter problemas com entradas avançadas você tem "a testa alta".

Seja qual for o tipo de provocação ou piada usado para atormentá-lo, a melhor reação é sempre reforçar o seu orgulho de ser careca. Assim os gozadores percebem que não atingiram um ponto sensível, a brincadeira perde a graça e eles acabam desistindo. Se não souber exatamente como fazer isso, você pode ler em voz alta o manifesto abaixo:

> "Eu não sou capilarmente prejudicado, sou é careca mesmo. Pouca-telha, aeroporto de mosquito, bola 8, cabeça-de-ovo. Eu sou um tobogã de piolho, entro no chuveiro de mãos vazias e *não tenho vergonha disso!*".

Carequices

"À medida que o homem plenamente potente atinge a maturidade, a testosterona começa a matar os cabelos que crescem na sua cabeça. Chegando cheio de vigor ao marco da meia-idade, a sua cabeça nua emerge entre os fios restantes como um brilhante símbolo de virilidade."

Clive James, escritor e apresentador de TV

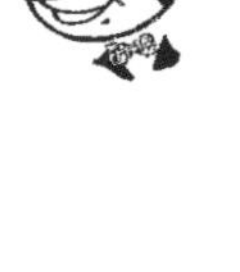

Hall da Fama: os *Sex Symbols* da Calvície

Depois de décadas sendo considerada tão atraente quanto ter mau hálito, a careca finalmente começou a ser reconhecida como um atributo *sexy*. Talvez porque os sujeitos que desfilam com as cabeças peladas por aí transbordem autoconfiança... Ou talvez apenas porque as mulheres saibam que vão poder ficar com a bancada do banheiro todinha para elas se casarem com um careca. Mas os motivos são o que menos importa. Vamos à nossa lista dos carecas que são a maior prova de que o visual ovo quente é *sexy*, a cabeça *zerada* tem seu *glamour* e couro cabeludo é uma coisa linda.

Andre Agassi

Se você ainda precisa de alguma prova do poder transformador da calvície, é só comparar a juba lamentável que o tenista ostentava quando venceu em Wimbledon em 1992 com o seu visual *zerado* atual. Na época, Agassi se parecia mais com algum fã de *soft-metal* que devia usar a raquete para imitar os solos de guitarra do Eddie Van Halen, e hoje ele é um exemplo brilhante da sofisticação natural dos carecas.

Formato: 3

Brilho: 4

Maciez: 3

Fator geral de sensualidade carecal: 3

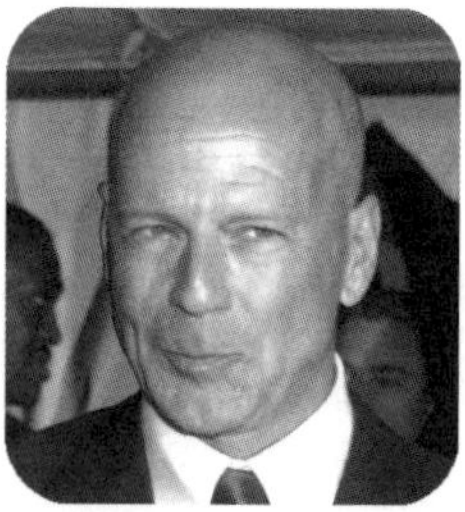

Bruce Willis

Os fofoqueiros insistem que o tema da cabeça pelada era um tabu para o ator nos anos 80, mas depois que raspou a cabeça para filmar *Pulp Fiction,* em 1994, Willis se transformou num verdadeiro ativista da causa. De lá para cá ele firmou sua posição como o grande ícone da calvície no cinema de ação, e sua cabeça foi descrita pelo diretor Terry Gilliam como "um monumento à arquitetura craniana". E se você chamar o sujeito de "pouca-telha", ele vai quebrar a sua cara, dar aquele famoso sorriso afetado e soltar uma réplica muito mais maldosa.

Formato: 5

Brilho: 5

Maciez: 3

Fator geral de sensualidade carecal: 4

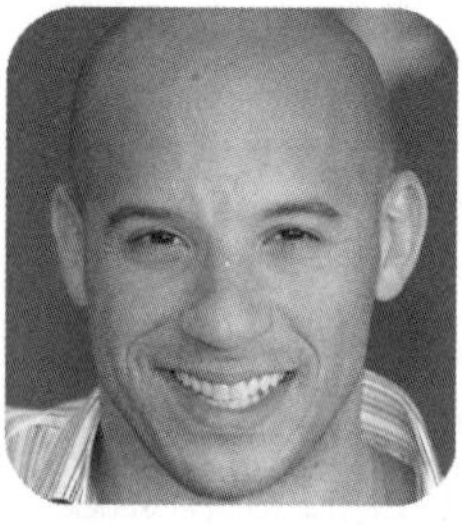

Vin Diesel

Sua careca é a herdeira natural da coroa de Willis. Afinal, Diesel teve um papel importantíssimo no processo que levou a calvície a ser associada com sensualidade nos dias de hoje. O careca é tão durão que o seu nome é um anagrama da frase "I end lives" ("eu dou fim a vidas") – ele diz que raspa a cabeça para cultuar o visual *zerado* deliberadamente, mas é mais provável que os cabelos morram de medo de crescer naquela cabeça.

Formato: 4
Brilho: 4
Maciez: 4
Fator geral de sensualidade carecal: 4

Michael Jordan

Para os americanos, o nome Jordan não tem nada a ver com países do Oriente Médio nem com modelos britânicas com peitos de plástico. Ele evoca uma coisa só: a lenda viva e careca do basquete. O atleta e sua cabeça perfeitamente aerodinâmica foram agraciados com os títulos de melhor esportista do século XX, concedido pela ESPN, e uma das dez pessoas mais bonitas do mundo, segundo a revista *People*. E ele ganhou ainda mais notoriedade entre os carecas pela sua participação no filme *Space Jam*, de 96, atuando ao lado dos igualmente calvos Gaguinho e Hortelino Troca Letras. A contribuição de Jordan para reforçar a sensualidade do visual *zerado* é tão importante que nós nem vamos falar mal do fato de ele ter transformado aqueles camisetões disformes do uniforme dos jogadores em tendência de moda.

Formato: 5
Brilho: 5
Maciez: 5
Fator geral de sensualidade carecal: 5

Billy Corgan, do Smashing Pumpkins

Embora os góticos mais radicais sempre tenham preferido ostentar aqueles penteados de quem acabou de despertar de um pesadelo horroroso, o vocalista do Smashing Pumpkins chegou para provar que dá para ser *sexy* e assustador mesmo sem nenhum fio de cabelo. Com a sua cabeça pelada, a pele branquíssima e as roupas pretas, Corgan é a encarnação do protagonista de *O Estranho Mundo de Jack* no universo das bandas alternativas, mostrando que nem só os cabeludos têm vez.

Formato: 4
Brilho: 5
Maciez: 4
Fatar geral de sensualidade carecal: 4

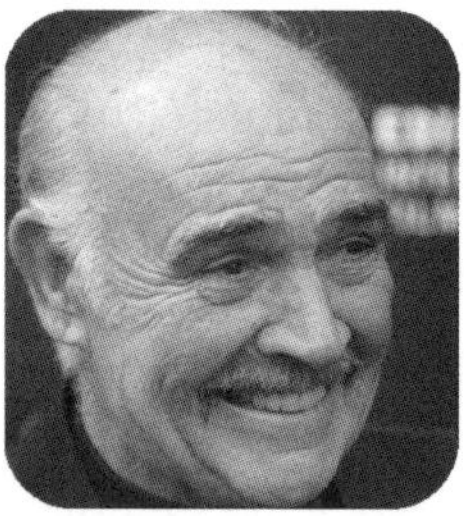

Sean Connery

Embora os filmes do James Bond tenham recebido acusações de *carequismo* por conta da forma como retratam o personagem Ernst Blofeld, a posição de Connery como eterno *sex symbol* careca permanece inabalável. Orgulhoso da sua cabeça pelada, o ator faz tanto esforço para camuflá-la quanto para adequar o seu sotaque aos diferentes papéis que interpreta.

Formato: 3
Brilho: 4
Maciez: 3
Fator geral de sensualidade carecal: 3

Samuel L. Jackson

Com a sua belíssima cabeça pelada, o careca durão Jackson é a prova de como os sujeitos de 50 anos podem conseguir um visual muito mais *cool* raspando totalmente os cabelos que lhes restam. Um dos seus personagens carecas mais recentes foi o Mestre Mace Windu, nos novos filmes de *Guerra nas Estrelas*, que junto com Yoda e o literalmente brilhante C3PO, pode ser classificado como um dos melhores pouca-telha da saga.

Formato: 5
Brilho: 4
Maciez: 5
Fator geral de sensualidade carecal: 5

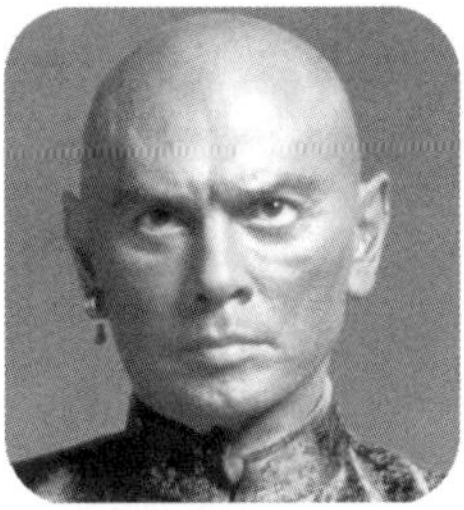

Yul Brynner

Quando o ator raspou os poucos fiapos que lhe restavam para interpretar o rei do Sião no filme *O Rei e Eu,* ele fez nascer um ícone genuíno da calvície. Com a sua cabeça perfeitamente redonda e lisa, Brynner é considerado por muitos o *sex symbol* definitivo da calvície – e inspirou inclusive um versinho recitado para confortar os sujeitos que se vêem às voltas com os primeiros sinais de que os seus cabelos estão indo embora:

"Se a sua testa começou a crescer,
não se desespere, lembre-se do Yul Brynner".

Formato: 5
Brilho: 5
Maciez: 5
Fator geral de sensualidade carecal: 5

Demi Moore e outras mulheres carecas

Raspar os cabelos para ficar mais *sexy* não é uma tática exclusiva do sexo masculino. Basta lembrar-se da Demi Moore em *Até o Limite da Honra,* de Sigourney Weaver em *Alien 3,* Natalie Portman em *V de Vingança,* Samantha Morton em *Minority Report* e do visual de Sinnead O'Connor para o clipe de "Nothing Compares 2 U" – elas também ficam mais *sexy* quando estão carecas. E, já que o futuro da humanidade está na carequice, talvez não demore para o visual *zerado* se transformar também no ideal da beleza feminina, e as mulheres terão que raspar mais uma parte do seu corpo para agradar aos maridos e namorados.
Formato: 4
Brilho: 3
Maciez: 3
Fator geral de sensualidade carecal: 3

Carequices

"Cabeças-de-ovo do mundo, uni-vos! Vocês não têm nada a perder, exceto as suas gemas."

Adlai Stevenson, político

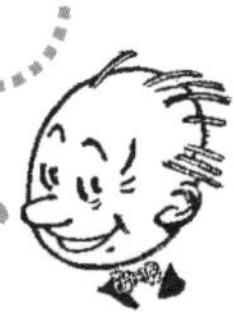

A Maldição do Amigo-Secreto

Infelizmente, carecas são considerados um alvo fácil nas brincadeiras de amigo/inimigo-secreto que infestam os escritórios e repartições todo fim de ano. O caso mais clássico é você ser tirado por aquele sujeito com quem nunca trocou mais de duas palavras, e por causa da falta de intimidade ele resolve apelar para a sua característica mais marcante, a cabeça pelada, para orientar a escolha do presente.

Se o cara for alguém de extrema sensibilidade e bom gosto, ele vai lhe dar este livro, mas o mais provável é que saia vasculhando as lojas atrás de alguma lembrança que faça uma referência "hilária" à sua calvície, e é aí que começa o problema. A primeira opção será algum objeto que lembre a cabeça pelada, como uma bola de bilhar. Só que, com medo de ver o presente se voltar contra ele mesmo como arma improvisada caso você não leve a brincadeira na esportiva, o "amigo" acaba escolhendo algo mais seguro, como uma bolinha de pingue-pongue, uma laranja, uma lâmpada, um pirulito ou o clássico ovo cozido.

Colegas menos ousados no geral recorrem a alguma coisa que traga a imagem do Homer Simpson, como uma gravata, um ímã de geladeira ou uma caneca de chope. Embora esses não sejam presentes ofensivos, a maior parte dos carecas já ganhou todos em ocasiões anteriores, e a situação de surpresa "hilária" planejada pelo presenteador provavelmente não vai acontecer.

A terceira alternativa é um frasco de lustra-móveis, limpa-vidros ou algum outro produto de limpeza – talvez acompanhado por uma flanela, caso a referência pareça sutil demais. Se você receber um desses, tome o cuidado de jogá-lo na lixeira mais próxima assim que terminar a troca de presentes, ou você corre o risco de "apagar" no fim da noite e a turma já bêbada não resistir à idéia de tentar dar um polimento de verdade na sua careca indefesa.

Pode ser, ainda, que o tema escolhido para a gozação sejam os tônicos capilares. Regaine e Finisteride provavelmente ficam além do teto máximo estabelecido para os presentes, mas o seu "amigo" irá atrás de um frasco de fertilizante de jardim ou um pacote dessas ervas milagrosas vendidas em camelô para fazer a gracinha sem estourar o orçamento.

E há sempre o viés irônico dos kits de xampu, *mousses* para cabelo, frascos de gel, chapinhas, embalagens de tintura ou alisantes. Esses também são itens de alta periculosidade se deixados dando sopa em festas de fim de ano do escritório: o primeiro infeliz que cair de bêbado certamente vai ser transformado em cobaia. Mas como nesse caso você

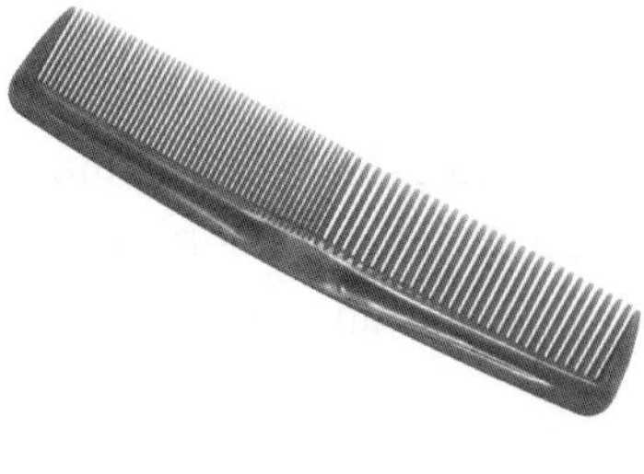

não corre risco nenhum de ser o escolhido, não precisa se preocupar em tomar providência nenhuma.

A última opção – e que infelizmente continua sendo a mais popular – é comprar uma peruca. As lojas de brindes estão cheias de modelos "divertidos" em cores bizarras ou penteados tipo *black-power* ou *mullets,* e os engraçadinhos do escritório são atraídos irresistivelmente para eles. Se você receber esse presente de grego na festinha de Natal da empresa, faça uma reclamação formal alegando que está sendo alvo de discriminação e exija saber o nome do responsável pela compra (para que no ano seguinte você dê um jeito de sortear o infeliz e providencie um presente que o faça pagar um mico mais constrangedor ainda, é claro).

Carequices

"Os caras com cabeleiras fartas são as loiras do mundo masculino: recebem mais atenção do que merecem, mas também ninguém espera que eles sejam versados na obra de Hegel ou nada do gênero."

Toby Young, jornalista e escritor

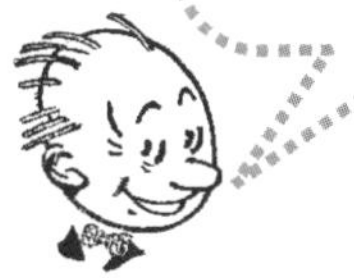

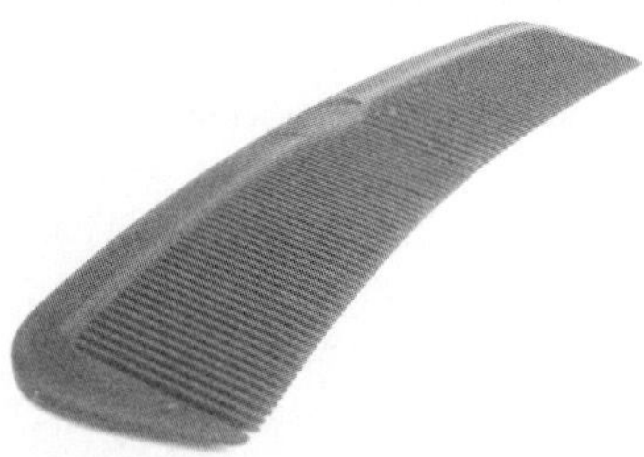

Calvície e Discriminação Positiva

Se os chefes carecas devem favorecer ou não candidatos igualmente cabeças-peladas que estiverem concorrendo a um emprego no seu setor é sempre uma questão polêmica. Existe uma regra implícita para os avaliadores pouca-telha que diz que se dois candidatos tiverem os currículos equivalentes, o que for capilarmente prejudicado deve ser o escolhido. Isso porque a sociedade supostamente favorece as pessoas mais atraentes, e portanto um careca que tenha a mesma qualificação que um sujeito não-careca terá se esforçado mais para chegar lá.

Mas há algumas falhas nessa teoria. Para começar, ela parte da premissa de que os carecas são, por definição, menos atraentes do que os cabeludos, o que, como acabamos de ver no capítulo sobre os *sex symbols* da calvície, não é verdadeiro. E, além do mais, a noção de que a careca possa atrasar a vida de alguém está desatualizada hoje em dia. A bem da verdade, existem cargos em que a calvície ajuda a dar um ar experiente e de autoridade que deixa o sujeito em posição de vantagem, e não o contrário. Tudo vai depender de qual é o objetivo do careca em questão. Para concorrer a uma vaga de médico ou advogado, a calvície conta pontos a favor; se o seu sonho for estrelar um novo comercial da L'Oréal, aí a coisa muda de figura.

Em última instância, é complicado justificar a discriminação positiva em prol dos carecas – não existem provas de que o grupo seja suficientemente preterido no mercado de trabalho a ponto de uma política assim ser necessária. Mas se você for o chefe pouca-telha da história e tiver simpatizado mais com os candidatos carecas (talvez por se ver refletido neles), nada o impede de tentar mexer seus pauzinhos para aumentar o porcentual de cabeças brilhantes na equipe.

E se alguém questionar o favoritismo, não vai ser difícil achar uma desculpa plausível. Você pode alegar, por exemplo, que por terem as cabeças naturalmente arejadas os carecas vão ajudar a reduzir os gastos com ar-condicionado no verão, ou, melhor ainda, que já que não precisam perder tempo ajeitando o cabelo antes de cada reunião de trabalho, funcionários calvos costumam ser mais produtivos.

Carequices

"Você junta os fios esparsos que lhe restam de cada um dos lados, Marinus, numa tentativa de disfarçar a vasta extensão brilhante de couro cabeludo exposto, atraindo atenção das pessoas para as madeixas que ainda crescem junto às têmporas."

Marcus Valerius Martialis, poeta romano

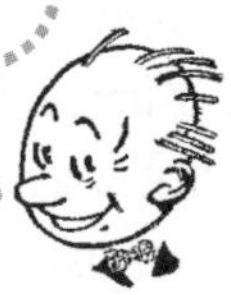

Hall da Infâmia: Vilões Carecas

Infelizmente, a *carecofobia* que ainda reina na nossa sociedade muitas vezes leva ao uso da cabeça pelada como um atalho visual para passar a idéia de maldade e vilania. Confira a seguir uma lista dos pouca-telha do mal que reforçam os estereótipos negativos ligados à calvície.

Nosferatu

Na década de 20, quando não conseguiu negociar os direitos para adaptar para as telas o romance *Drácula,* de Bram Stoker, o diretor alemão F. W. Murnau decidiu tocar seu projeto adiante mesmo assim, alterando apenas uns poucos detalhes da história – como o personagem-título, por exemplo, que deixou de ser um aristocrata sedutor para aparecer na pele de um careca com cara de ratão.

O sucesso do filme inspirou uma longa linhagem de carecas das trevas, como Kurt Barlow, de *A Mansão Marstem,* Lotte Lipp, do seriado *The*

League of Gentlemen, e o morto-vivo líder do Partido Conservador britânico Michael Howard.

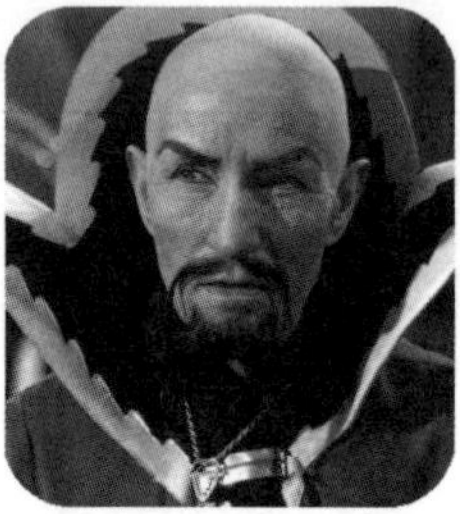

Imperador Ming

Mais um vilão careca saído dos quadrinhos, desta vez da história do Flash Gordon. Líder impiedoso do planeta com o nome mais infeliz do Universo, Mongo, Ming tinha um par de sobrancelhas arqueadas, uma barba de bode e uma careca pontuda. E, até hoje, carecas que não são muito afeitos aos bons hábitos de higiene são apelidados de "Impiedoso Ming".

Fred Krueger, de *A Hora do Pesadelo*

Num toque de originalidade digno de nota, a calvície de Krueger é resultado de o personagem ter sido queimado até a morte por um grupo de pais enfurecidos – em seguida ele foi ressuscitado por demônios com a missão de matar adolescentes penetrando nos sonhos deles –, e não um caso comum de alopecia androgenética. Fred parece ter tanta vergonha da careca que são raras as cenas em que ele não aparece de chapéu – embora esse seja um comportamento um tanto curioso para um sujeito que não se acanha de desfilar por aí com uma cara cheia de cicatrizes e dedos de navalha, e muito menos de soltar tiradas tremendamente infames depois de matar cada um dos tais adolescentes.

Lex Luthor

A DC Comics deu uma prova de carequismo descarado com a criação de Lex Luthor como arquiinimigo do Super-Homem. O personagem perdeu os cabelos por conta de um vazamento químico acidental em Smallville, quando ainda era adolescente, e mais tarde culpa o Super-Homem pelo incidente e decide devotar a sua vida a fazer o mal. Ora, embora todo mundo saiba que a calvície precoce pode mesmo levar os homens a ter comportamentos estranhos – como começar a usar perucas e besuntar o couro cabeludo com ervas medicinais obscuras –, não há nada que indique que ela seja capaz de fazer um sujeito querer lançar mísseis nucleares na Falha de San Andreas com o intuito de causar um terremoto arrasador na Califórnia.

Cabeça de Ovo

Outro vilão dos quadrinhos com um viés *carecófobo* na sua composição é o Cabeça de Ovo, do Batman, interpretado por Vincent Price no seriado de TV dos anos 60. O Cabeça de Ovo usava armas como ovos de gás do riso, falava como quem tinha um ovo na boca e a sua presença em cena por mais de um minuto já bastava para deixar os telespectadores de ovo virado pelo resto do episódio.

Não foi surpresa nenhuma, portanto, a falta de pedidos dos fãs para que o vilão fosse incluído na trama dos novos filmes do Batman – mas se por acaso isso tivesse acontecido, eu aposto que Patrick Stewart, Ben Kingsley e Britney Spears teriam disputado a tapa o papel.

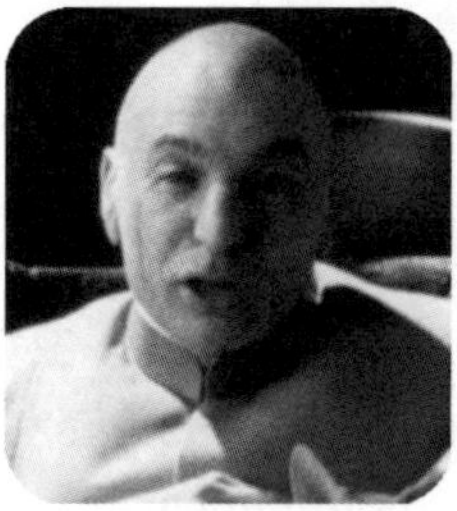

Dr. Evil e Mini Me

O supervilão careca e seu assistente anão inspiraram incontáveis gozações dirigidas a carecas na década de 90. Se você é um careca mais baixo do que a média e por acaso tem um amigo igualmente careca e bem mais alto, provavelmente não escapou de ser chamado de "Mini Me" em algum momento durante esse período.

Benito Mussolini

Assim como Lex Luthor e o Dr. Evil, Mussolini também era um supervilão que tinha pretensões de dominar o mundo, talvez como uma maneira de compensar a sua própria deficiência capilar. Só que, infelizmente, ao contrário dos dois primeiros, Mussolini existiu na vida real – e acabou levando uma geração inteira a associar o visual *zerado* com inclinações fascistas.

Os Irmãos Mitchell

A idéia de que a calvície deixa o sujeito mais durão foi popularizada nos anos 90 pelos irmãos Grant e Phil Mitchell, do novelão inglês *EastEnders*. Como uma espécie de versão menos afetada do *Right Said Fred*, a dupla aparece freqüentemente distribuindo pancadas e aos berros em cena. Ninguém em sã consciência iria querer se meter numa briga com esses dois.

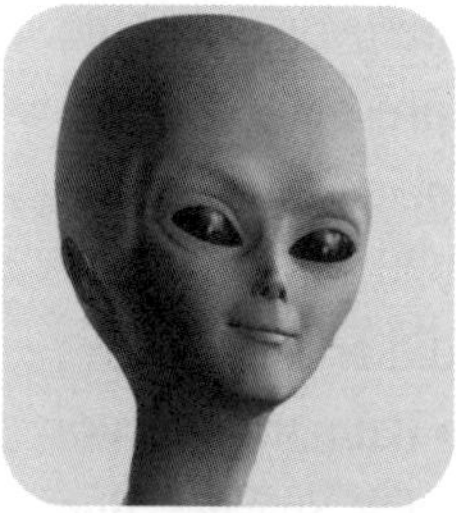

Alienígenas

Autores de ficção científica sempre usaram a calvície como um traço dominante das formas de vida extraterrestre mais evoluídas que o ser humano, mas infelizmente essa decisão bastante sensata levou às imagens negativas do *alien* careca sedento por dominar a Terra ou introduzir sondas anais em seus abduzidos. O diretor Steven Spielberg (ele mesmo dono de entradas pronunciadas) tem feito o que pode para equilibrar a situação, lançando filmes como *ET – O Extraterrestre* e *Contatos Imediatos do Terceiro Grau,* que mostram alienígenas carecas que querem ser nossos amigos, e não nos matar ou meter coisas nos nossos traseiros.

O Parlamentar Mark Oaten

Casado, o político inglês mereceu seu lugar no *hall* da infâmia por jogar na calvície a culpa pelo caso tórrido que teve com um garoto de programa no ano de 2006. Ele declarou que, quando se deu conta de que o cabelo estava começando a ficar mais ralo, mergulhou na forte crise existencial que o levou a se entregar às peripécias sexuais mais tarde amplamente reveladas (e aposto que hoje em dia se arrepende de não ter optado por uma reação mais convencional à crise da meia-idade, como comprar um conversível ou agendar umas férias na Tailândia).

Zinedine Zidane

O sujeito pode ser um dos jogadores de futebol mais geniais que o mundo já teve, mas na final da Copa do Mundo de 2006 foi a cabeça pelada de Zidane, e não seu talento com a bola, que provocou comoção internacional, ao atingir em cheio o peito do italiano Marco Materazzi. Na época houve quem aventasse a hipótese de Materazzi ter provocado o francês dirigindo algum insulto à sua família ou etnia, mas ninguém pensou na possibilidade bem mais plausível de o italiano cabeludo simplesmente ter feito alguma gozação com a careca do francês.

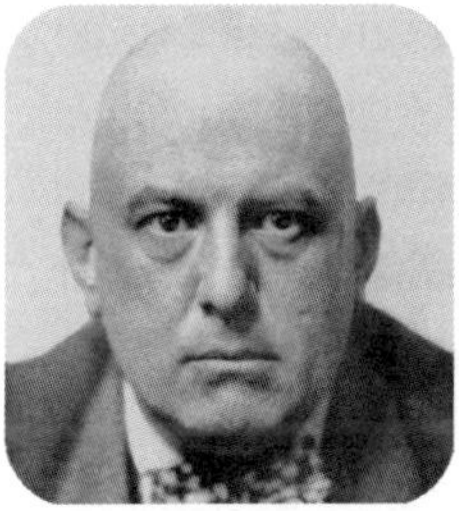

Sr. Antes

Astro dos anúncios de remédios milagrosos contra a calvície divulgados desde o século XIX, o Sr. Antes é a imagem clássica do careca profundamente infeliz com a sua condição de pouca-telha. Em geral ele é retratado ao lado do Sr. Depois, um sujeito absolutamente idêntico, só que com a cabeça cheia de cabelos e um sorriso no rosto.

Aleister Crowley

Assim como Paul Daniels, Crowley foi um mago que nunca teve vergonha de exibir a sua careca ao mundo. Ao contrário de Daniels, entretanto, ele praticava rituais de magia negra envolvendo sessões rituais de sexo e uso de drogas pesadas (e, puxa, teria sido bem mais interessante se tivessem dado um programa no horário nobre para ele, não para o Daniels!).

A Morte

Personificação do final inevitável que aguarda a todos nós, a Morte tem tanta vergonha da sua careca que não tira por nada o capuz preto da cabeça – o que provavelmente faz com que ela também seja barrada nos shopping centers que tomaram a decisão polêmica de proibir a circulação dos encapuzados em seus corredores.

Darth Vader, de *Guerra nas Estrelas*

Quando a máscara foi removida, no final de *O Retorno de Jedi*, o mundo enfim pôde saber que o Lorde Negro dos Sith na verdade era um careca muito parecido com o Tio Funéreo, da Família Adams. A revelação levou muitos fãs da saga a imaginar se não teria sido a calvície precoce o que havia levado Anakin Skywalker a passar para o Lado Negro da Força. Somente com o lançamento dos filmes contando o início da história toda, muitos anos mais tarde, é que ficou esclarecido que a verdadeira razão do desencaminhamento de Anakin foi a influência maléfica do Palpatine, junto com os traumas deixados pela amizade com um sapo rastafári imbecil chamado Jar Jar Binks, e que a perda dos cabelos aconteceu por causa de uma queda num contêiner de metal fundido.

Pinhead, do filme *Hellraiser*

O vilão da série de Clive Barker tem quadrados recortados na pele do seu couro cabeludo com pregos espetados nas arestas deles. Embora enfiar pregos na cabeça pareça um método meio radical demais para disfarçar a calvície, o resultado provavelmente não chega a ser mais bizarro ou doloroso do que a prática bem mais difundida do transplante de cabelos – vendo a coisa por esse ângulo, até que o nosso amigo cenobita não foi longe demais, não.

Carequices

"O ponto mais delicado da estrutura de um homem costuma ser aquele onde os cabelos estão começando a rarear, no alto da sua cabeça."

Helen Rowland, jornalista

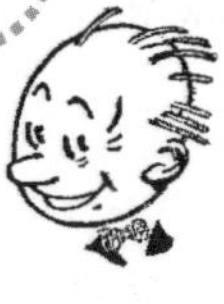

Calvície e Cultura

Os carecas da atualidade vivem numa época relativamente confortável, em que ícones como Vin Diesel e Bruce Willis estabeleceram definitivamente o potencial *sexy* da cabeça pelada e muitos sujeitos com vastas cabeleiras têm raspado as madeixas para aderir voluntariamente ao visual *zerado.* Mas nem sempre foi assim; a forma como a careca é vista pode variar consideravelmente ao sabor das conotações culturais atribuídas ao cabelo, mudando de acordo com a época ou a parte do mundo em questão.

Em certas sociedades, como no Egito Antigo, os carecas passavam praticamente despercebidos, graças ao costume generalizado de raspar os cabelos e usar perucas. Os homens romanos mantinham seus cabelos bem curtos, embora pelos relatos sobre o constrangimento tanto de César quanto de Calígula com a perda dos cabelos nós possamos perceber que mesmo naquela época a *carecofobia* já era um problema social.

Infelizmente, a associação entre Roma e cabelos curtos levou a uma disseminação ainda maior do *carequismo* em outras paragens, e temos registros de que tanto os francos quanto os godos viam os cabelos longos como símbolo de bravura e força. O mais provável, portanto, é que os homens dessas culturas não tivessem a alternativa de raspar a cabeça nem mesmo quando percebiam que as entradas estavam ficando maiores a cada dia, o que deve ter levado a exércitos inteiros de soldados que deviam parecer clones do Ron Jeremy – está explicado por que eles foram guerreiros tão temidos em sua época.

Em algumas culturas, os cabelos tinham uma importância tão grande que os homens preferiam morrer a ficar carecas. No século XVII, os invasores manchus tentaram obrigar os chineses – que tinham por tradição não cortar os cabelos – a raspar o topo da cabeça e amarrar o restante na altura da nuca, e milhares deles morreram tentando resistir à ordem. Hoje em dia é difícil imaginar que alguém seja capaz de lutar até a morte só por causa de um penteado, embora a garotada Emo fique bastante chateada quando os pais mandam que eles tirem aquelas franjas enormes da cara.

Em tempos mais recentes, os cabelos compridos foram adotados como uma expressão da contracultura. Para os *hippies* dos anos 60, cabelos curtos estavam associados aos militares e à polícia. Isso dificultou bastante as coisas para aqueles que tinham tendência à calvície, que logo se viram diante do dilema de cortar bem curtas as madeixas que lhes restavam e serem acusados de se vender ao sistema ou conservar os cabelos compridos mesmo cada vez mais ralos e com entradas maiores e serem acusados de não ter noção do ridículo.

De lá para cá, os carecas tiveram que sobreviver aos cabelos espetados do movimento punk, aos rococós capilares inventados pelos neo-românticos e às cabeleiras bufantes esculpidas com o secador nos anos 80, até chegarem aos brilhantes tempos modernos, em que a cabeça raspada enfim está no auge da moda. Portanto, amigo, da próxima vez em que você estiver admirando no espelho as formas perfeitas do seu crânio nu ou aplicando uma camada extra de hidratante para dar brilho à careca, aproveite para agradecer aos céus por não ter nascido na época dos francos e godos nem durante o movimento *hippie*.

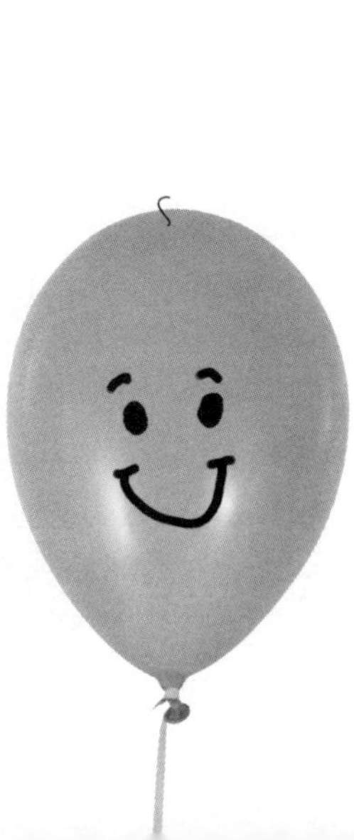

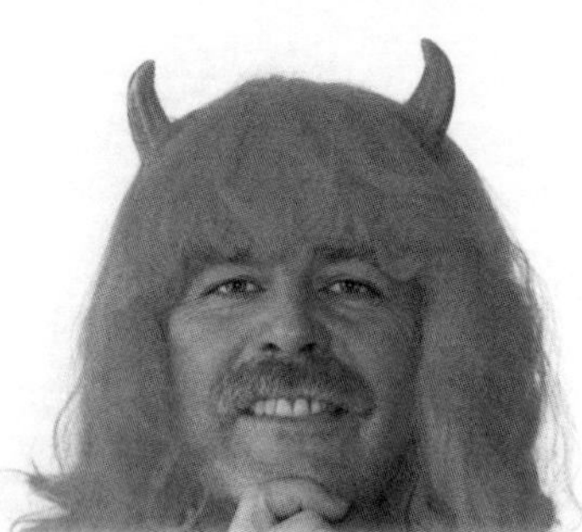

Os Piores Penteados Para a Fase de Transição

Algumas vezes o auto-engano e o excesso de vaidade impedem o sujeito de admitir que a sua testa está em franca expansão rumo ao norte, e isso leva certos homens a adotarem penteados francamente ridículos, na tentativa de adiar ao máximo a sua entrada para o Clube dos Carecas. Se você cruzar com uma das aberrações aqui listadas à solta na rua, tenha compaixão e convença o homem a raspar o pouco que lhe resta e assumir a cabeça pelada de uma vez por todas.

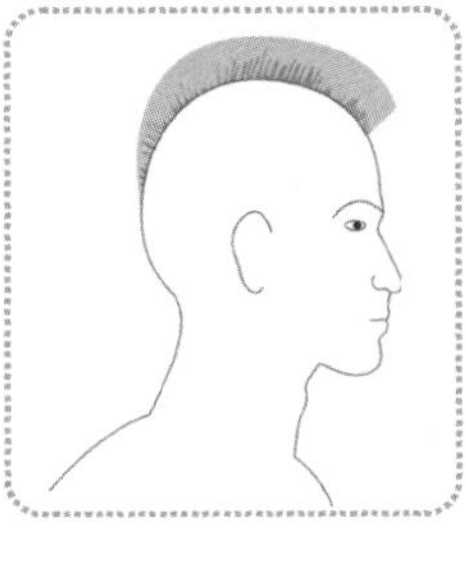

O Punk Não Morreu, ou o Último dos Moicanos

A calvície não-assumida pode ser um visual especialmente deprimente na cabeça de um egresso do movimento punk, que pregava justamente a anarquia juvenil e a ausência de futuro – porque, afinal de contas, o futuro acabou aparecendo, sim, e trouxe carnês a pagar, filhos e a calvície a tiracolo. John Lydon foi o exemplo mais recente desse visual, ao reaparecer no *reality show* rodado na floresta australiana *I'm a Celebrity, Get Me Out of Here* e mostrar ao mundo que hoje prefere xingar avestruzes do que fazer planos para derrubar o sistema.

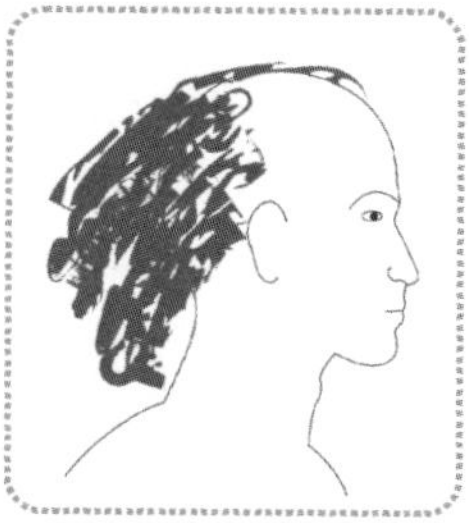

Os *Dreadlocks* com Entradas, ou Êxodo

Lidar com a calvície deve ser uma coisa especialmente difícil para os rastafáris. Não só porque os cabelos longos têm um sentido religioso dentro da crença deles, mas também porque se trata de uma cultura tão *carecófoba* que usa a expressão "cabeça-pelada" para se referir ao sujeito que se rendeu aos maléficos costumes da sociedade ocidental.

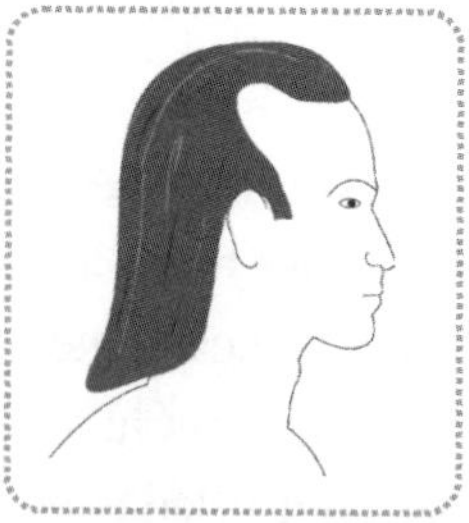

O *Mullet* com Entradas, ou Esquenta-Pescoço ou, ainda, Cabelo em Cascata

Desculpe-me por ter que jogar as suas ilusões por terra, mas deixar o cabelo comprido na parte de trás não vai ajudar a compensar o que está acontecendo no alto. A verdade, aliás, é que isso só serve para deixar as coisas muito piores.

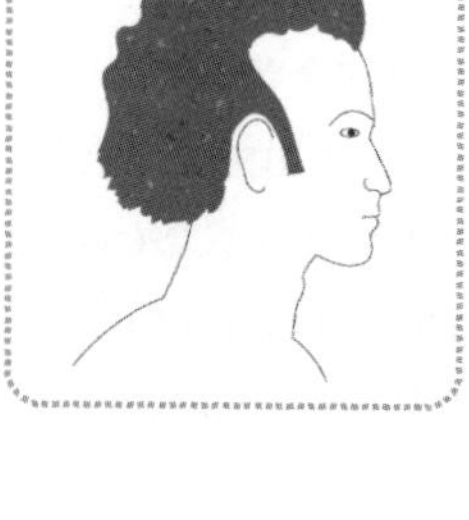

O Cabelão Armado com Entradas, ou Glórias Passadas Não Movem o Moinho

Esse visual é muito comum naqueles fãs de *glam-metal* que insistem em continuar esculpindo a cabeleira com escovas e quilos de gel, ignorando a situação precária nas têmporas. No mundo capilar, é o equivalente ao sujeito que se recusa a ir embora da festa, mesmo depois que todo mundo já está em casa dormindo. Agora é sério, caras: os bons tempos já eram.

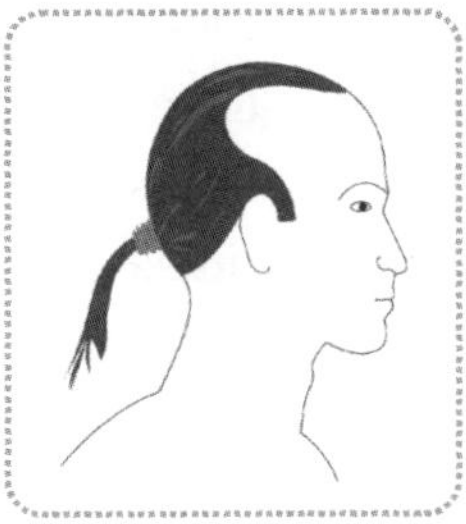

O Rabo-de-cavalo com Entradas, ou Steven Seagal

Mais uma tentativa lamentável de compensar a situação precária no alto da cabeça deixando o cabelo mais comprido atrás. Como vimos no capítulo anterior, milhares de chineses preferiram morrer a ter que aderir a esse penteado durante a ocupação manchu do século XVII – e vendo os *yuppies* fora de época que desfilam pela rua desse jeito hoje em dia, até que fica mais fácil entender por quê.

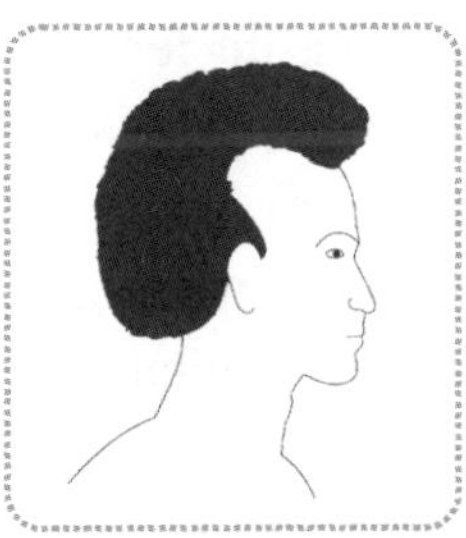

O *Black-Power* com Entradas, ou a Aura

Realmente, ficar careca nos anos 70 não era uma coisa fácil mesmo. Ano a ano, a moda pedia cabelos cada vez mais armados e compridos, enquanto a capacidade dos seus folículos capilares só ia decaindo mais e mais. E foi esse descompasso que levou ao surgimento de uns penteados bizarros, como o *black-power* com entradas – a idéia era tentar disfarçar o recuo na linha dos cabelos deixando os fios restantes tão armados que chegavam a atrapalhar as rotas da aviação comercial.

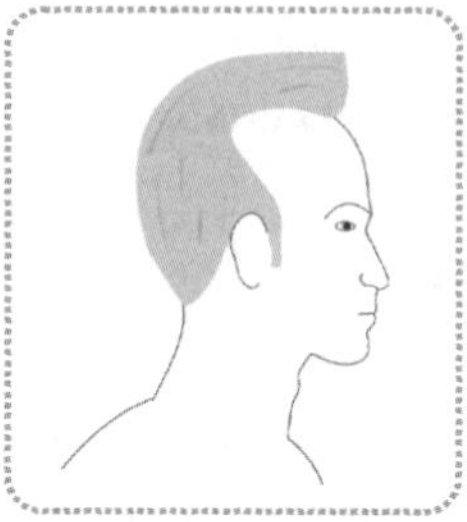

O Topete com Entradas, ou Elvis Não Está Mais Entre Nós

Embora o topete seja um tipo de penteado que costuma realçar de maneira um tanto impiedosa as entradas, tanto os fãs do Elvis quanto os do Morrissey costumam resistir muito à idéia de abandoná-lo. Mas procure se dar conta de que vai chegar o momento em que a queda dos cabelos terá transformado o seu topete em moicano, deixando você mais parecido com um punk de meia-idade do que com um rebelde sem causa dos anos 50.

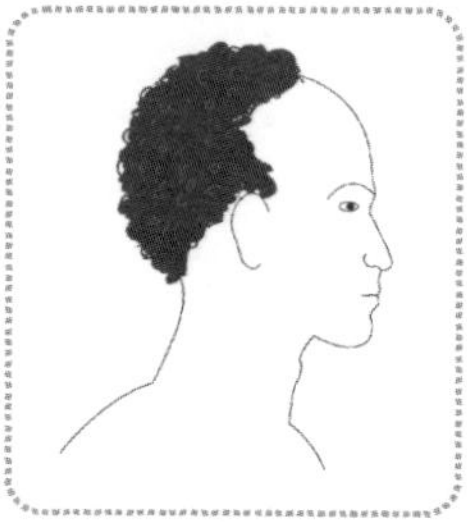

O Permanente com Entradas, ou Deixa de Onda

O mais irônico aqui é a presença do termo "permanente" para designar um cabelo que pode ser tudo, menos isso. A verdade, aliás, é que o próprio permanente pode provocar mais queda de cabelos ainda (porque os produtos químicos usados queimam os folículos capilares), portanto, se recorrer a ele você vai estar se auto-sabotando, de certa maneira. Você acha mesmo que exibir esse visual de anjinho barroco de meia-idade é mais digno do que mostrar a sua bela cabeça pelada?

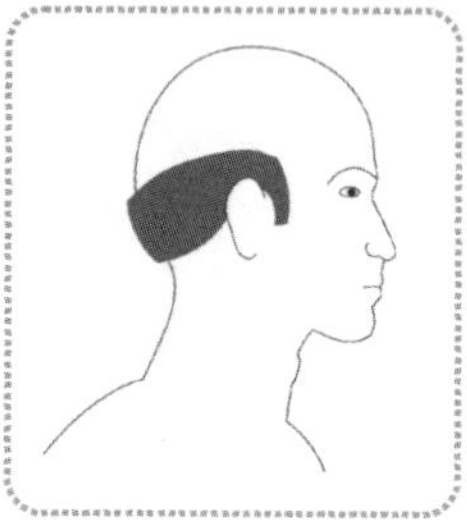

A Ferradura, ou Curto Atrás e dos Lados e Mais Curto Ainda na Parte de Cima

Tradicionalmente, esse era o visual que todo careca almejava adotar ao final do processo, mas o fato é que, nestes novos tempos de orgulho carequístico em alta, ele pode parecer uma opção um tanto covarde. Será que não é melhor raspar tudo de uma vez do que conservar essa tentativa tão mirrada de continuar pertencendo ao mundo dos cabeludos?

Carequices

"Eu adoro os carecas! Não é porque perdeu a sua penugenzinha que o pêssego deixa de ser gostoso."

Dolly Parton, cantora

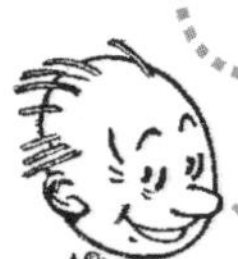

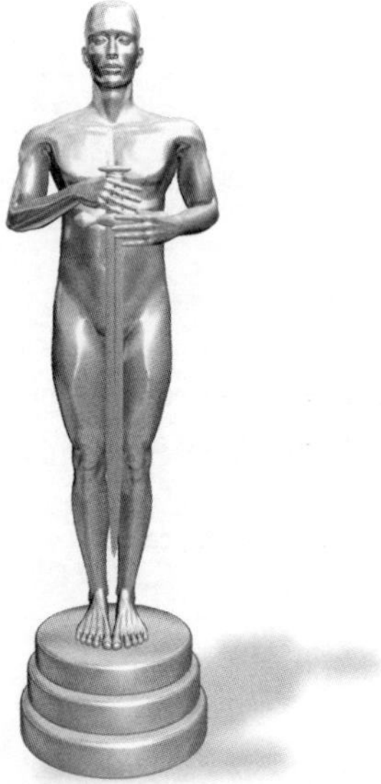

Hall da Infâmia: Celebridades que Remam Contra a Maré

Se você anda pensando em criar um estilo diferente com os tufos de cabelo que ainda tem na cabeça, dê uma olhada nesta lista antes. Ela deve bastar para convencê-lo de uma vez por todas de que ser careca é bem melhor do que estar ficando careca.

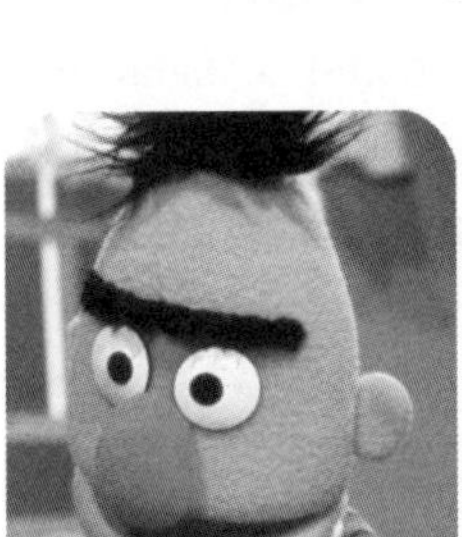

Beto, da *Vila Sésamo*

O fantoche amarelo sofria de um caso estranhíssimo de calvície que o deixou apenas com um único tufo de cabelos bem no alto da sua careca pontuda. Mas, pensando bem, com aquela *monocelha* que ele carregava em cima dos olhos, a boca enorme e a atração enrustida pelo Ênio, o cara tinha mesmo coisas mais graves com que se preocupar antes de dar um jeito no penteado.

Peter Stringfellow

Se você quer viver cercado por um bando de gatas com menos da metade da sua idade, uma opção é seguir o exemplo do empresário e deixar os cabelos que lhe restam bem compridos, descolorir os fios e ajeitá-los com o secador para que fiquem parecidos com a juba de um leão de gosto duvidoso. Mas claro que também ajuda se você for o dono milionário de uma rede de boates.

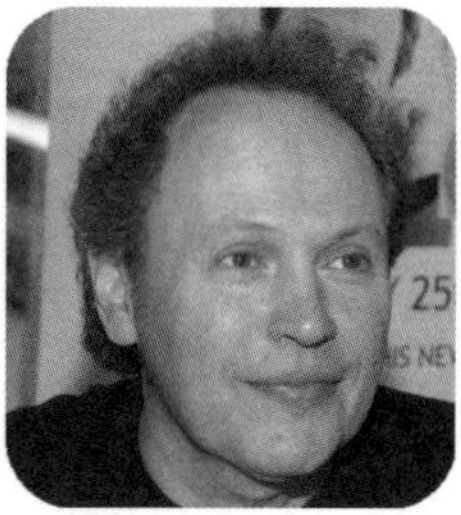

Billy Crystal

Com aquela auréola de cabelo crespo e ralo, era melhor Crystal seguir logo o exemplo das estatuetas com que convive ao apresentar a cerimônia do Oscar e aderir logo ao visual *zerado.* Embora tenha conquistado uma legião de fãs com a sua atuação em *Harry e Sally, feitos um para o outro,* só um doido teria coragem de pedir "a mesma coisa que ele" se por acaso desse de cara com Crystal na barbearia nos dias de hoje.

Bill Bailey

Com a sua combinação peculiar de barba, cocoruto pelado e rabicho na parte de trás, Bailey se parece mais com um engenheiro palestrante mal-ajambrado do que com um astro da TV. Mas como o visual de *hippie* velho já se transformou numa espécie de marca registrada, pelo jeito o cara está condenado a passar o resto da sua carreira parecendo o cruzamento de um Hobbit com um Klingon.

Michael Bolton

Com o seu *skullet* no sentido mais clássico do termo, o cantor parecia um careca emergindo de uma cachoeira de cabelo crespo. As melenas ralas na frente e soltas e rebeldes na parte de trás eram a representação visual perfeita da combinação entre ousadia e repressão percebida na sua música.

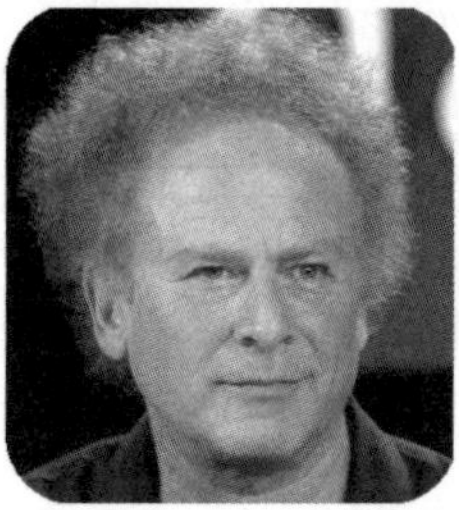

Art Garfunkel

Quando fazia dupla com Paul Simon, nos anos 60, o cantor ostentava um bizarro penteado tipo *black-power* ruivo que ninguém mais ousaria imitar, até o lançamento da comédia *Napoleon Dynamite,* em 2004. Mais bizarra ainda foi a decisão de Garfunkel de continuar usando esse penteado, mesmo depois que o seu cabelo começou a cair, nos anos 70 – nas fotos da época da sua volta às paradas de sucesso com o hit *Bright Eyes,* ele se parece com um sujeito careca na frente de uma nuvem cor de laranja.

Hulk Hogan

Embora o astro das lutas quase sempre mantenha a cabeça coberta com bonés e bandanas, ele insiste em cultivar uma barra de cabelos loiros em torno da careca complementada por um bigodão do tipo lacraia cabeluda. Mas se você tiver os músculos tão bombados quanto os dele e o mesmo talento para esmagar os desafiantes no ringue, também pode tentar desfilar por aí com um visual ridículo desses.

William Shakespeare

Apesar de ter deixado um legado de valor inestimável para a língua inglesa e a cultura mundial sob a forma de palavras, expressões, poemas e peças de teatro memoráveis, a influência do bardo na seara dos estilos de penteado foi muito mais limitada – na verdade, foi só depois do aparecimento de Max Wall e Hulk Hogan que as pessoas passaram a dar algum crédito ao estilo "chanel com entradas" que o bardo adotava.

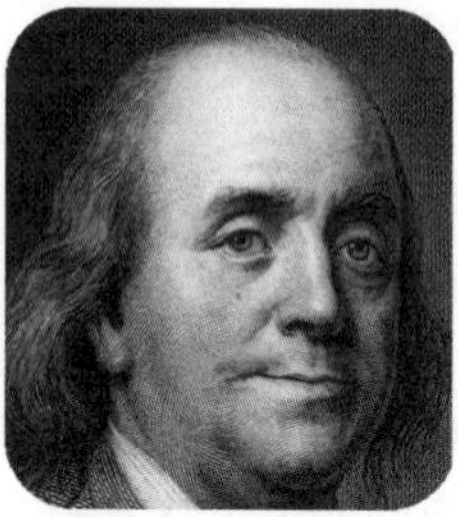

Benjamin Franklin

O patriarca da independência americana nunca deixou que a calvície o impedisse de cultivar longas madeixas nas laterais e na parte de trás da cabeça. Embora o direito de usar esse penteado não chegue a ser assegurado formalmente na Constituição do país, o fato de Franklin adotá-lo parece ter servido como sinal de aprovação para gerações e gerações de americanos – tanto que o estilo sobrevive até hoje, graças aos doidões de meia-idade que moram com os pais e usam camisetas de *batik*.

O Velho Tempo

As suas compridas barbas brancas e a careca cercada de cachos fofos nas laterais e junto à nuca são uma presença constante no mundo da arte; podem ser vistas tanto no quadro *Uma Dança Para a Música do Tempo*, de Nicolas Poussin, quanto na inspiração para o Papai Smurf, do desenho animado de mesmo nome. É claro que se trata apenas de uma representação simbólica, não de uma pessoa de verdade, mas isso não é desculpa para o penteado lamentável.

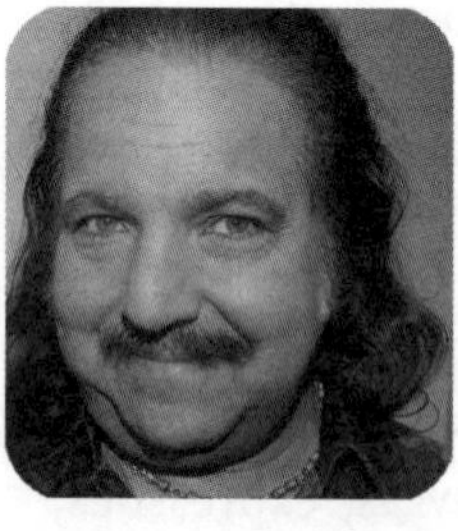

Ron Jeremy

O astro pornô conservou o mesmo cabelo cacheado com entradas que tinha ao ser lançado no mercado do entretenimento adulto, nos anos 70, e o penteado nunca pareceu afetar o seu sucesso com o sexo oposto (embora provavelmente o cabelo não tenha nada a ver com os atributos que provocam *frisson* nas suas colegas de trabalho).

Terry Nutkins

Embora o apresentador original do famoso programa de TV sobre animais selvagens já esteja afastado das telas há um tempo, o seu penteado faz parte da memória afetiva de uma geração inteira de ingleses. A combinação de longas mechas ralas na parte de trás com o cocoruto pelado exibida por Nutkins era tão rara e fascinante quanto os animais que ele mostrava para as câmeras.

Graham Norton

Se o seu cabelo está começando a ficar seriamente falhado nas têmporas, a melhor tática para lidar com isso provavelmente não é esculpir a moita que sobra no meio em forma de topete. E, ainda que você faça o tal topete, provavelmente a melhor maneira de cuidar dele não é tingindo os fios de loiro e deixando a parte de trás castanha. E, ainda que você já tenha feito essas duas coisas, provavelmente o mais indicado não é exibir o resultado num programa de TV em que você convoca os espectadores a enviar fotos dos maiores "pecados capilares" flagrados por eles nas ruas, porque isso seria quase como convidar o Escadinha para apresentar um programa nos moldes do *Cidade Alerta.*

David Crosby

A combinação dos longos bigodes com a cabeleira rala e comprida do líder do trio Crosby, Stills e Nash faz com que ele se destaque na categoria "astros do rock mais fáceis de caricaturar", junto com o ZZ Top e o Slash, do Guns N' Roses. Mas o famoso estilo *hippie velho* não é exclusividade do cantor, e também pode ser visto em muitos outros membros da sua geração – embora ninguém saiba ao certo se os sujeitos o cultivam como uma forma de homenagear o seu ídolo ou se eles têm esse visual porque vivem chapados demais para se lembrar de ir ao barbeiro.

Carequices

"Nós gostar muito de homem careca. Nós dizer que homem careca tem *hram* grande."

Borat, no humorístico *Da Ali G Show*

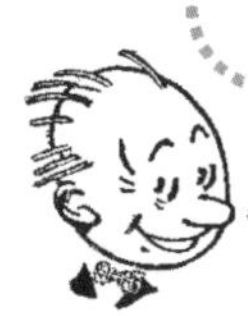

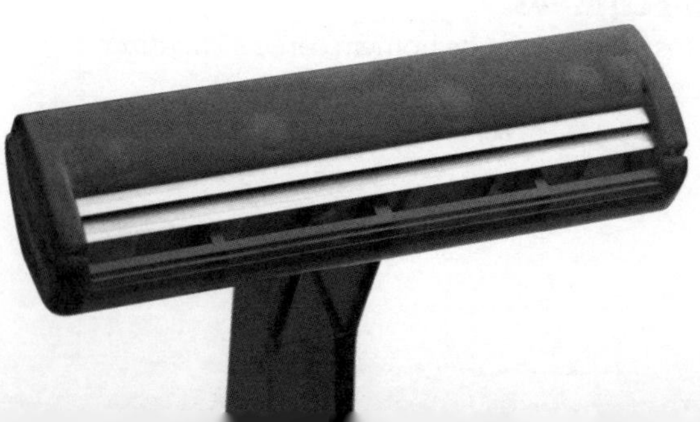

Dicas Para Raspar a Cabeça

Se todo esse aprendizado sobre a calvície fez você decidir cortar os últimos laços que o prendem ao mundo dos cabeludos e entrar pra valer na comunidade dos pouca-telha, então chegou o momento de você raspar a cabeça.

Muitos carecas hesitam em *zerar* totalmente o visual, temendo que o seu crânio possa ter um formato meio esquisito ou que isso vá fazer as orelhas parecerem salientes demais. Mas se é verdade que talvez você precise mesmo de um tempo para se adaptar à sua nova imagem, as reações das pessoas em volta costumam ser uma surpresa agradável. Afinal, exibir a cabeça nua ao mundo é um ato que pode ser visto como uma prova e tanto de autoconfiança, e essa é sempre uma qualidade considerada atraente.

A primeira coisa a fazer antes de pegar a lâmina é cortar os fios remanescentes o mais curto possível. Como o comprimento não precisa ficar igualado, você mesmo pode empunhar a tesoura e partir para o ataque. E pode ser até que você sinta uma onda de satisfação especial ao tosar as melenas assim intencionalmente, como se estivesse dizendo: "Eu não preciso mais de vocês mesmo, seus fracotes desgraçados".

O passo seguinte é molhar o couro cabeludo e cobrir a área que será raspada com um creme ou gel de barbear. Pode ser melhor remover primeiro a penugem mais rala no alto e nas laterais da cabeça, porque assim você dá um tempo para o creme penetrar melhor nos fios grossos da parte de trás. Passar a lâmina na direção contrária à do crescimento dos fios garante um resultado mais rente, mas, por outro lado, raspando na mesma direção deles você minimiza as chances de irritações na pele. Desde que você não raspe na transversal, pode fazer da maneira que achar melhor.

Tente passar a lâmina lenta e cuidadosamente, para não precisar repetir a operação mais de uma vez no mesmo trecho, pois isso também aumenta os riscos de irritações. Quando tiver terminado, lave a cabeça com sabonete e enxágüe bem. Para finalizar, passe uma boa camada de hidratante – embora ele vá provocar um efeito brilhante que talvez transforme você em alvo das gozações quando estiver com os amigos numa mesa de bar, pelo menos ajuda a manter a pele saudável e sem descamar. A aplicação de lustra-móveis ou cera de polimento, entretanto, é desaconselhável. Apesar do que os engraçadinhos de plantão possam ter lhe dito em contrário, esses produtos não costumam ser usados em cabeças humanas.

E não se preocupe se as áreas recém-desnudadas do seu couro cabeludo estiverem mais pálidas que o resto. Com uns poucos dias de exposição à luz natural, a cor da careca deve ficar mais uniforme. Lembre-se apenas de usar um filtro solar se o tempo estiver quente, e resista à tentação de besuntar a careca com um produto autobronzeador. Sim, ele vai servir para criar uma cor uniforme na sua careca – mas a cor em questão provavelmente vai ser alaranjado brilhante, e eu duvido que você queira desfilar por aí parecendo um alienígena.

Muitos carecas que decidem "sair do armário" no inverno reclamam que sentem mais frio do que antes na cabeça pelada. Sim, é verdade que o cabelo é um bom isolante contra o vento, e isso faz diferença no início, mas você vai ver que logo se habituará à nova situação térmica do cocoruto (e nos dias mais gelados sempre poderá apelar para um gorro ou chapéu).

Agora, tudo o que você tem a fazer para continuar sendo um orgulhoso membro dos cabeças-peladas é repetir a operação de raspagem a cada três ou quatro dias. Assim você será dono de uma careca tão brilhante que ninguém vai conseguir registrar a imagem dela sem estragar a foto por superexposição.

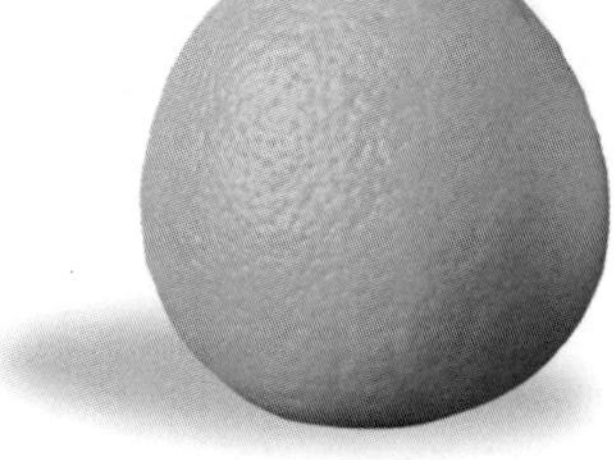

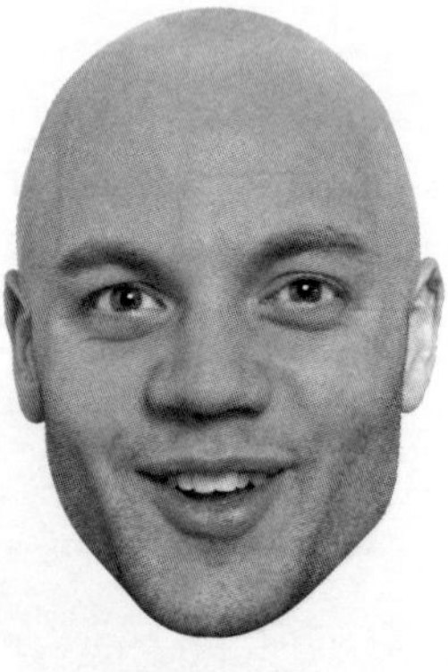

Um Futuro Brilhante

Nesta nossa jornada através da história e da cultura da calvície, nós conhecemos as preciosas contribuições que carecas ilustres renderam ao mundo e descobrimos que não faltam razões para exibirmos com orgulho as nossas cabeças peladas. Mas que espécie de futuro será que enxergaríamos para os pouca-telha desse mundo, se tivéssemos uma bola de cristal (ou se tentássemos usar as cabeças brilhantes uns dos outros no lugar dela)?

Sob certo aspecto, se considerarmos o montante de dinheiro que vem sendo investido nas pesquisas da cura para a calvície, alguém pode alegar que o futuro dos carecas simplesmente não vai existir e ponto. Com os progressos da engenharia genética, é bem possível que logo nós estejamos dominando as técnicas para criar folículos capilares imunes à ação do hormônio responsável pela calvície, o DHT. Há cientistas, inclusive, que prevêem a criação de xampus que realmente impeçam a queda dos cabelos, vendidos nas drogarias como qualquer anticaspa nos dias de hoje.

Mas vamos tentar enxergar a questão por uma perspectiva um pouco mais ampla. Como vimos no início deste livro, a humanidade vem passando por uma queda gradual na quantidade de cabelos no corpo, à medida que eles se tornam desnecessários para a sobrevivência da espécie. Portanto, não é absurdo imaginar que um dia todos os humanos sejam naturalmente carecas, e que pensem nos seus tempos de cabeludos como uma época primitiva e obscura, enterrada no passado distante. Segundo essa maneira de ver as coisas, os corajosos pioneiros que desnudaram suas carecas para o mundo seriam na verdade indivíduos à frente do seu tempo. E se todos os homens do mundo que se vêem às voltas com o rareamento dos cabelos seguissem o seu exemplo brilhante, a indústria da cura da calvície entraria em colapso da noite para o dia, e as empresas que estão gastando milhões para descobrir maneiras eficazes de reativar os folículos capilares poderiam direcionar esses recursos para pesquisas mais importantes. Como, por exemplo, conseguir isolar e erradicar o gene que faz as pessoas acharem que sair por aí apelidando os outros de "tobogã de piolho" é uma coisa divertida.

Se este guia ajudou você a se sentir melhor com a sua falta de cabelos, leve a boa nova adiante e encoraje outros pouca-telha a se unirem também à legião dos cabeças-peladas com muito orgulho. Diga a eles que chegou o tempo de jogar fora os tônicos e acessórios, e de os carecas do mundo todo se unirem numa grande e poderosa irmandade.

Juntos nós desfilaremos as nossas cabeças peladas e conduziremos a humanidade rumo a um futuro mais brilhante e careca.

Carequices

"Quanto mais eu perco cabelo, com mais cabeça eu fico."

Adesivo de pára-choque visto nos Estados Unidos

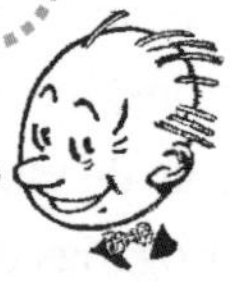

O *Guia de Sobrevivência do Careca* Apóia o *Descolheramento* Consciente

Todos os dias, milhares de carecas inocentes no mundo todo são vítimas de ataques de colheradas. Num ato de violência covarde, os atacantes geralmente partem para cima do careca desavisado aos gritos de "Ovo quente! Ovo quente!", batendo com as colheres no seu cocoruto desprotegido. Nós, do *Guia de Sobrevivência do Careca,* acreditamos que é preciso tomar medidas enérgicas para impedir que essa demonstração de *carecofobia* continue sendo perpetuada, e é por isso que convocamos a todos a entregar suas colheres na delegacia ou posto policial mais próximo. Todos os que aderirem à campanha terão seu anonimato garantido. Por favor, entreguem suas colheres! Vamos eliminar essas armas de discriminação *cabelal* de uma vez por todas das ruas das nossas cidades. Além de esvaziar a sua gaveta de talheres, procure estimular seus conhecidos a fazerem o mesmo, principalmente aqueles com tendências *carecófobas* conhecidas e que possam ter colheres irregulares escondidas em casa.

Divulgue essa campanha de *descolheramento,* e ajude-nos a criar um mundo onde todas as pessoas possam andar pelas ruas livremente, sem medo de serem vítimas do uso criminoso de talheres, não importando o seu status capilar.

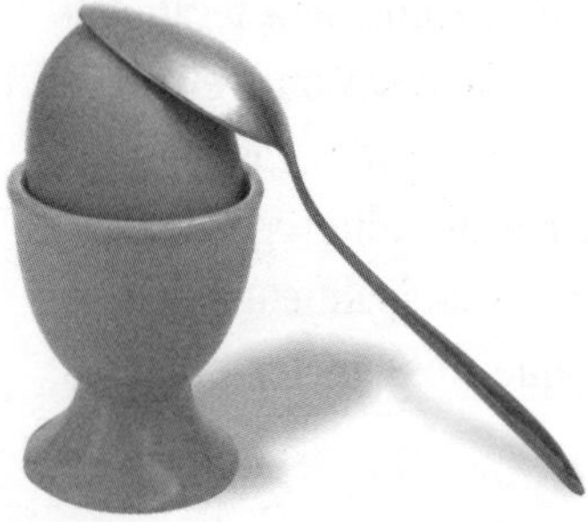